AF524805

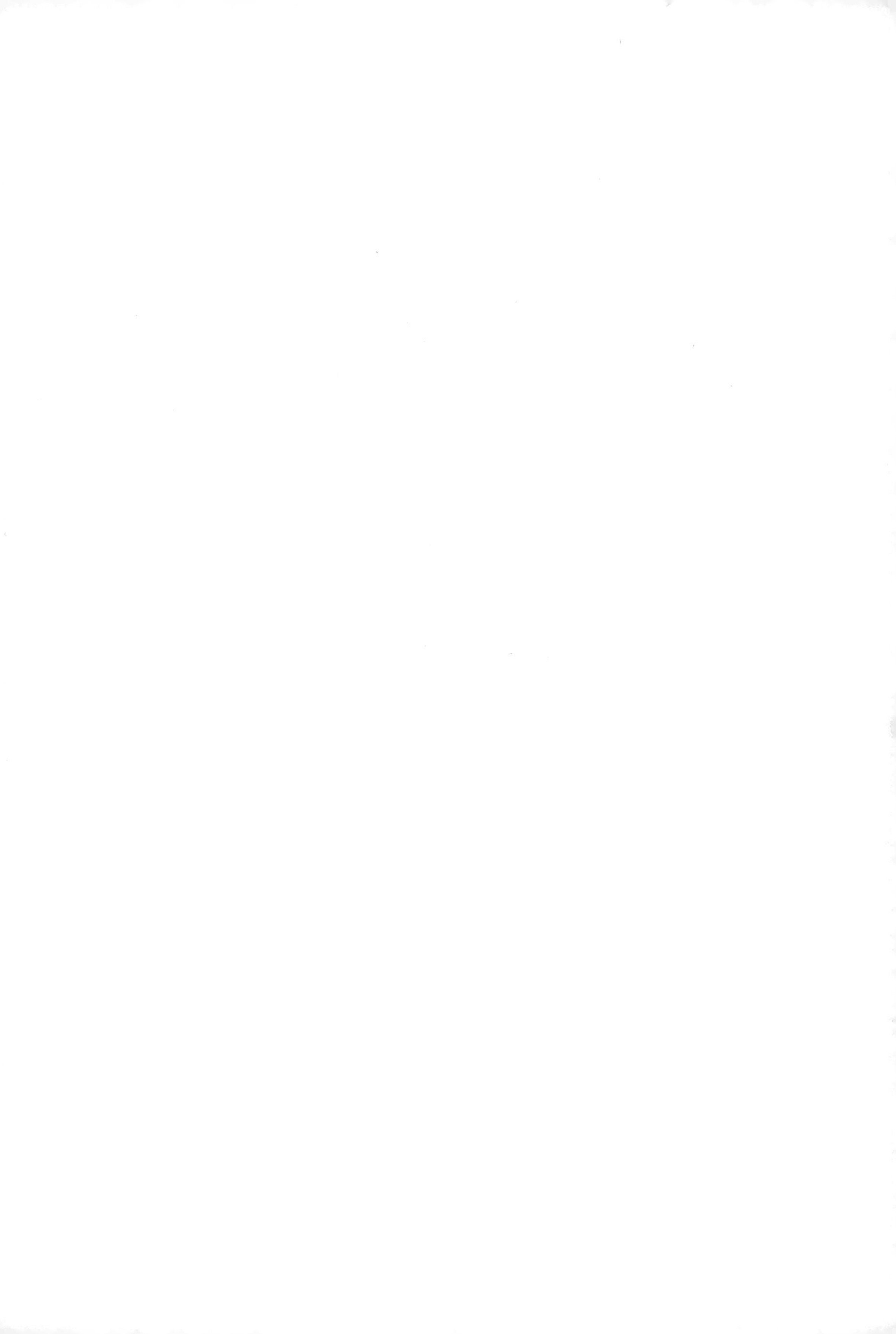

Praxisbuch

# Phytotherapie TEN

Heilkräuter in der humoralpathologischen Anwendung

Haftung: Alle Angaben in diesem Buch basieren auf sorgfältiger Auswertung der Recherchen und Erfahrungen der Autorinnen. Weder die Verfasserinnen noch der Verlag können für Angaben über Dosis und Wirkung Gewähr übernehmen. Es bleibt in der alleinigen Verantwortung der Leserinnen und Leser, diese Angaben einer eigenen Prüfung zu unterziehen. Auf die geltenden gesetzlichen Bestimmungen wird ausdrücklich hingewiesen.


4521 Schiedlberg/Austria, Waidern 42
E-Mail: verlag@bacopa.at, office@bacopa.at
www.bacopa.at

printed in the EU

ISBN 9783903071292

1. Auflage, 2017

Praxisbuch

# Phytotherapie TEN

## Heilkräuter in der humoralpathologischen Anwendung

**BACOPA** VERLAG

## Vorwort

So. Für die West-TCM haben wir es gemacht, und jetzt für die TEN: ein Praxisbuch der Kräuter.
Der Zeitpunkt ist günstig. Seit 2015 gibt es in der Naturheilkunde eidgenössische Diplome. Damit ist die Schweiz nicht nur wegweisend, sie hat auch einen ausgesprochen hohen Standard gesetzt.

Diesem Standard soll auch dieses Praxisbuch entsprechen: Zum Lernen, zum Nachschlagen und zur Anwendung in der täglichen Praxis finden Sie die 60 Heilkräuter, die in der TEN hauptsächlich Verwendung finden, in einem Band gesammelt. Dabei handelt es sich um genau diejenigen Kräuter, die auch auf der Prüfungsliste zum eidgenössischen Diplom stehen, so wie sie im Mai 2016 aktuell ist.

Ziel war ein pragmatisches, hilfreiches Buch, und so haben wir auf Ausschweifungen und Nebengeschichten, überhaupt auf Historisches komplett verzichtet. Im Zentrum stehen vielmehr die TEN-Wirkungen gemäss der Humoralmedizin von heute, übersichtlich angeordnet, so wie sie uns in unserer täglichen Praxis für unsere PatientInnen nützlich sind.

Dienen soll dieses Buch im Studium, zur Vorbereitung auf die Höhere Fachprüfung HFP und in der TEN-Praxis. Deshalb lassen sich – über Indikationen und TEN-Wirkungen – diejenigen Heilkräuter einfach und schnell finden, die für eine bestimmte PatientIn bei bestimmten Beschwerden und Krankheiten indiziert sind. Kräutermischungen lassen sich schnell und effizient zusammenstellen.

Das war einiges an Arbeit – doch sie hat sehr viel Spass gemacht. Das lag am Inhalt – und an meinen beiden MitautorInnen, Sarah Föhn und Dave Winiger. Vielen Dank, Sarah und Dave, für eure Freude, euer Wissen und eure Energie!

Ulrike von Blarer Zalokar

# Inhalt

# Wirkstoffgruppen

**Die Ganzheit einer Heilpflanze macht deren Wirkung aus und nicht die Einzelteile. Trotzdem sind viele Inhaltsstoffe von Heilpflanzen heute bekannt und als Ursache von Heilwirkungen anerkannt. Die naturwissenschaftliche Forschung hat aber zahlreiche erfahrbare Heilwirkungen von Pflanzen noch nicht über Inhaltstoffe erklären können, obwohl die Heilpflanzen wirken.**

**In den folgenden Abschnitten werden die bekanntesten Wirkstoffgruppen möglichst einfach erläutert und sollen so ihren Anteil zusammen mit dem humoralmedizinischen Wissen dieses Buches zum ganzheitlichen Verständnis beitragen.**

## Alkaloide

Alkaloide sind natürlich vorkommende, meist alkalische, stickstoffhaltige organische Verbindungen des Sekundärstoffwechsels der Pflanze, die bei Mensch und Tier starke Reaktionen hervorrufen können. Dieser Stoffgruppe werden mehr als 10.000 verschiedene pflanzliche, tierische oder von Mikroorganismen produzierte Substanzen zugeordnet.

Alkaloide werden für den Grundstoffwechsel der sie bildenden Organismen nicht benötigt, sondern häufig als Schutz vor Fressfeinden eingesetzt. Gebildet werden sie hauptsächlich in den stoffwechselaktiven Teilen der Pflanze, also in Blattspitzen, Blütentrieben und Wurzeln. Eine Pflanze wird als Alkaloidpflanze bezeichnet, wenn sie mindestens 0,01% Alkaloide enthält.

Alkaloide werden meist nach ihrer chemischen Struktur eingeteilt. Dabei ist der Teil des Moleküls namensgebend, welcher den Stickstoff enthält:

Beispiele:
**Alkaloide mit heterozyklischem Stickstoff**
- Pyrrolizidin-Alkaloide: z.B. Hygrin
- Steroid-Alkaloide: z.B. Solanin
- Pyridin-Alkaloide: z.B. Nicotin, Anabasin
- Tropan-Alkaloide: z.B. Hyoscyamin, Scopolamin, Cocain
- Chinolin-Alkaloide: z.B. Chinin, Chinidin
- Isochinolin-Alkaloide: z.B. Morphin, Codein, Papaverin, Berberin, Tubocurarin
- Indol-Alkaloide: z.B. Ajmalin, Ergotamin, Yohimbin, Reserpin, Strychnin
- Purinalkaloide: z.B. Coffein, Theophyllin, Theobromin
- Alkaloide mit azyklischem Stickstoff: z.B. Ephedrin, Mescalin

### • Wirkungen der Alkaloide

Alkaloide sind nicht sehr gut wasserlöslich, jedoch lipophil, also in Fett und Öl und auch in Alkohol gut löslich.

Zahlreiche Alkaloide sind für den Menschen stark wirksame Substanzen. Geringste Überdosierungen können bereist toxische Wirkungen haben. Aufgrund ihrer Struktur wirken einige als Agonisten oder Antagonisten an Rezeptoren für Neurotransmitter. Weiterhin können Alkaloide bestimmte Enzyme hemmen oder die Zellteilung hemmen. Deswegen werden in der Naturheilkunde alkaloidhaltige Pflanzen fast ausschliesslich in prozessierter Form, z.B. spagyrisch oder homöopathisch eingesetzt. Bei der spagyrischen Zubereitung werden Alkaloide, Glykoside und Gerbstoffe bei der Wasserdampfdestillation fast vollständig abgetrennt.

Die meisten Alkaloide passieren die Blut-Hirn-Schranke und die Plazentaschranke. Deshalb äusserste Vorsicht bei Schwangeren und stillenden Müttern.

Die Gruppe der Pyrrolizidin-Alkaloide, wie z.B. in Petasites hybridus / Pestwurz enthalten, weisen keine therapeutische Wirkung auf, bilden jedoch giftige Stoffwechselprodukte im Organismus, welche kanzerogene Wirkungen haben. Deshalb soll bei diesen Heilpflanzen auf prozessierte Formen ausgewichen werden.

Akute Vergiftungen zeigen sich z.B. in: Schwindel, Erbrechen, heftiges Delirium mit Halluzinationen und Kreislaufkollaps. Meist beginnt es mit Erregung, dann Lähmung, Bewusstlosigkeit und endet mit Atemlähmung.

Toxikologische Notrufnummern:
- Schweiz: +41 (0)44 251 66 66 (Notrufnummer nur für die Schweiz: 145)
- Österreich: +43 (0)1 406 43 43
- Deutschland: Ortsvorwahl + 19 24 0

### • TEN-Wirkung der alkaloidhaltigen Pflanzen

Da die Alkaloide durch ihre Toxizität meist nicht den Hauptwirkstoff einer Heilpflanze darstellen, sondern verschiedenste andere Inhaltsstoffe, ist das Wirkspektrum sehr unterschiedlich. Deswegen können Alkaloidpflanzen keiner eindeutigen TEN-Wirkung zugeordnet werden.

Pflanzenbeispiele:
**Solanaceae – Nachtschattengewäche**
- Atropa belladonna / Tollkirsche
- Capsicum annuum / Chili
- Datura stramonium / gemeiner Stechapfel
- Hyoscyamus niger / Bilsenkraut
- Solanum dulcamara / bittersüsser Nachtschatten

**Papaveraceae – Mohngewächse**
- Chelidonium majus / Schöllkraut
- Eschscholzia californica / Goldmohn
- Fumaria officinalis / Erdrauch
- Sanguinaria canadensis / Blutwurz

**Ranunculaceae – Hahnenfussgewächse**
- Aconitum napellus / Eisenhut
- Cimicifuga racemosa / Traubensilberkerze
- Hydrastis canadensis / Gelbwurzel, kanadische
- Pulsatilla vulgaris / Küchenschelle, kleine

**Fabaceae – Schmetterlinsgblütler**
- Baptisia tinctoria / Färberhülse
- Cytisus scoparius, Sarothamnus scoparius / Besenginster

**Unterschiedliche Pflanzengruppen:**
- Berberis vulgaris / Berberitze
- Cinchona pubescens / Chinarindenbaum
- Ephedra distachya / Meerträubchen
- Piper nigrum / schwarzer Pfeffer
- Ruta graveolens / Feldraute
- Lobelia inflata / Lobelie
- Achillea millefolium / Schafgarbe
- Valeriana officinalis / Baldrian
- Acorus calamus / Kalmus

**Pyrrolizidin-Alkaloide wirken hepatotoxisch**
- Tussilago farfara / Huflattich
- Symphytum officinale / Beinwell
- Borago officinalis / Boretsch
- Cytisus scoparius, Sarothamnus scoparius / Besenginster
- Petasites hybridus / Pestwurz

## Glykoside

Glykoside sind in der Natur weit verbreitet. Sie haben eine grosse Bandbreite biologischer Funktionen. Einige spezielle Glykoside, wie z.B. von Convallaria majalis / Maiglöckchen sind s.g. sekundäre Pflanzenstoffe. Die Synthese dieser Glykoside ermöglicht es einer Pflanze z.B. toxische Stoffe in nicht-toxischer Form in einer Vakuole zu speichern. Bei einer Zerstörung der Pflanzenzelle wird das Glykosid hydrolytisch gespalten und der Giftstoff wird freigesetzt und kann seine Wirkung entfalten. In ihrer Wirkung als Arzneistoffe bzw. ihrer Toxikologie sind Glykoside sehr unterschiedlich. Sie werden in Biochemie und Pharmazie nach dem Aglykon, des nicht zuckerartigen Teils in folgende Untergruppen aufgeteilt:

**Glykoside**
- Anthocyanglykoside
- Anthrachinonglykoside
- Cumaringlykoside
- Flavonoide
- Herzglykoside
- Phenylglykoside
- Saponine
- Senfölglykoside

### ▸ Anthocyanglykoside

Die Anthocyanglykoside bilden eine Gruppe von in vielen Pflanzen als Farbstoffe vorkommender Verbindungen. Sie sind für die typisch dunkelviolette Färbung der Beeren verantwortlich. Je dunkler die Beeren, desto höher ist ihr Anthocyangehalt.

Anthocyane sind nur in sehr geringem Masse toxisch und stellen aus Pflanzen aufgenommen keine Gefahr dar. Sie gehören eigentlich in die Gruppe der Flavonoide, werden hier aber eigenständig erläutert.

- Anthocyane haben antioxidative Wirkung und kann diese von Vitamin C und Vitamin E übersteigen. Im menschlichen Körper binden sie freie Radikale und schützen somit die DNA sowie Lipide und Kohlenhydrate vor Schädigung.
- Die Sehkraft kann verbessert werden. Schlechte Nachtsicht.
- Sie wirken entzündungshemmend
- Anthocyane verlangsamen die Blutgerinnung und verringern die Aggregation (Zusammenballung) der Thrombozyten und wirken Gefäss schützend.
- Sie zeigen eine positive Wirkung auf den Cholesterinstoffwechsel.

- **TEN-Wirkung der anthocyanglykosidhaltigen Pflanzen**

Sehr häufig besitzen diese Pflanzen eine Blut unterstützende Wirkung, welche in der TEN mit der Qualität des befeuchten/nähren und wärmen gleichgesetzt wird. Daher werden diese in der TEN bei trocken/kalten Melancholera-Übermass-Erkrankungen eingesetzt.

Pflanzenbeispiele:
- Vaccinium myrtillus / Heildbeere
- Achillea millefolium/ Schafgarbe
- Cynara scolymus/ Artischocke

### ▸ Anthrachinonglykoside

Die Anthrachinonglykoside sind in wenigen Heilpflanzen enthalten.

Nach oraler Applikation gelangen die Anthrachinonglykoside unverändert und ohne systemisch resorbiert zu werden, in den eigentlichen Wirkort, den Dick- bzw. Enddarm. Erst dort werden mittels bakterieller Beta-Glykosidasen durch Abspaltung des Zuckers die Aglykone und anschliessend die eigentlich laxierend wirkenden Monoanthrachinone gebildet.

- **TEN-Wirkung der anthrachinonglykosidhaltigen Pflanzen**

Durch die laxierende Eigenschaft finden wir die Heilpflanzen mit diesem Wirkstoff vor allem in der Stuhlgang regulierenden/abführenden Wirkkategorie, welche in der TEN mit der Qualität des trocknen/kühlen gleichgesetzt wird. Daher werden diese in der TEN bei feuchten/warmen Sanguis-Übermass-Erkrankungen eingesetzt.

Pflanzenbeispiele:
- Senna cassia / Sennesblätter
- Rheum officinale / echter Rhabarber
- Rhamnus frangula / Faulbaum
- Rumex crispus / Krauseampfer

---

### ► Cumaringlykoside

Die Cumaringlykoside leiten sich von dem als Duftstoff eingesetzten Cumarin ab und viele davon besitzen eine pharmakologische Wirkung. Sie riechen nach Vanille oder frischem Heu. In grossen Mengen oral aufgenommen verursacht Cumarin Kopfschmerzen, Erbrechen, Schwindel und Schlafsucht. Noch höhere Dosen können zu zentraler Lähmung, Atemstillstand und Koma führen.

Furo- und Furanocumarine können kanzerogene Wirkungen haben, weshalb richtige Dosierung und Beschränkung der Behandlungsdauer gewährleistet sein müssen. Bei traditioneller Anwendung cumarinhaltiger Arzneipflanzen gibt es keine Hinweise für das Auftreten von Komplikationen.

Cumaringlykoside sind lipophil (fettlöslich) und werden gut aufgenommen und gelangen ins ZNS, wo sie verschiedene Wirkungen entfalten. Die therapeutisch eingesetzten einfachen Cumaringlykoside wirken gefässentkrampfend, ödemhemmend, entzündungshemmend, lympfabflussfördernd und zirkulationsfördernd. Cumarin selber hat keine blutgerinnungshemmende Eigenschaft. Hingegen synthetisch hergestellte 4-Hydroxy-Cumarinderivate werden in der Medizin als orale Antikoagulantien verwendet.

#### • TEN-Wirkung der cumaringlykosidhaltigen Pflanzen

Cumaringlykosidhaltige Planzen haben meist eine durchblutungsfördernde Wirkung und können bei Durchblutungsstörungen eingesetzt werden, was in der TEN mit der Qualität des befeuchten/nähren und wärmen gleichgesetzt wird. Daher werden diese in der TEN bei trocken/kalten Melancholera-Übermass -Erkrankungen eingesetzt.

Ausserdem besitzen viele von ihnen einen Gebärmutterbezug.

Pflanzenbeispiele:

**Asteraceae, Korbblütengewächse**
- Achillea millefolium / Schafgarbe
- Arnica montana / Arnika
- Artemisia vulgaris / Beifuss
- Matricaria recutita / Kamille

**Apiaceae, Doldenblütengewächse**
- Anethum graveolens / Dill
- Angelica archangelica / Engelswurz
- Levisticum officinale / Liebstöckel
- Petroselinum crispum / Petersilie

**Lamiaceae, Lippenblütengewächse**
- Lavandula angustifolia / Lavendel

**Fabaceae, Schmetterlingsblütengewächse**
- Melilotus officinalis / Steinklee

**Rutaceae, Rautengewächse**
- Ruta graveolens / Feldraute

---

### ► Flavonoide

Flavonoide sind gelblich-orange (lat. Flavus = gelb) und gehören zu den wichtigsten Wirkstoffen in der Phytotherapie. Die Flavonoide schützen die Pflanze vor den UV-Strahlen. Um ihre Kapillaren abzudichten befinden sich die Flavonoide an den sonnenbestrahlten Pflanzenteilen. Die Farbstoffe locken Insekten an und dienen als Schutz gegen Pilz- und Viruserkrankungen. Der Geschmack der flavonoidhaltigen Pflanzen ist meist bitter, kann aber auch aromatisch und leicht scharf sein, wie z.B. bei Sambucus nigra flos / Holunderblüten.

Einige Flavonoide haben gefässstärkende Wirkung, andere wirken gegen Entzündung und Histamin oder haben antivirale und krampflösende Wirkungen. Manche Flavonoide wie zum Beispiel Quercetin sind gute Antioxidantien. Gemäss mehreren Studien werden die gesundheitlichen Vorteile der Flavonoide jedoch durch Milch zunichte gemacht, wie z.B. bei Milchschokolade oder Schwarztee mit Milch.

#### • TEN-Wirkung der flavonoidhaltigen Pflanzen

Die Wirkungen sind derart vielfältig, so dass es keinen Sinn macht, eine spezielle TEN-Wirkung hervorzuheben. Im Folgenden ein paar uns wichtig erscheinende generelle Wirkungen.

– Schutz vor Krebs

Viele Studien sprechen für die antikanzerogene Wirkung der Flavonoide und zwar sowohl in der Initiations- als auch der Promotionsphase der Krebsbildung. Catechine, Anthocyane und Flavonole wirken sich besonders positiv auf Dickdarmkrebs aus, da ein grosser Teil nicht absorbiert wird und bis in den Dickdarm gelangt.

– Schutz vor Herz-Kreislauf-Erkrankungen

Flavonoide wirken ausgleichend bei erhöhtem Cholesterinspiegel.

– Antibakterielle und antivirale Wirkung
Flavonoide wirken bei bakteriellem Geschehen, Procyanidine hemmen Bakterien, die Harnwegserkrankungen verursachen. Ebenso konnten schützende Wirkungen verschiedener Flavanole bei Befall mit Grippe-Viren nachgewiesen werden.

– Verbesserung des Langzeitgedächtnisses
Nach einer Studie von Pamela Maher vom Salk Institute for Biological Studies in La Jolla (Kalifornien), verbessert das zu der Gruppe der Flavonoide gehörende Fisetin in grossen Mengen das Langzeitgedächtnis. Anscheinend werden im Gehirn bestimmte Signalketten stimuliert, Nervenzellen reifen aus und differenzieren sich.

Pflanzenbeispiele:
Flavonoide sind in fast allen Pflanzenfamilien zu finden.

**Asteraceae, Korbblütengewächse**
- Calendula officinalis / Ringelblume
- Cynara scolymus / Artischocke
- Echinacea purpurea / Sonnenhut
- Solidago virgaurea / Goldrute
- Taraxacum officinale / Löwenzahn

**Ginkgoaceae, Ginkgogewächse**
- Ginkgo biloba / Ginkgo

**Hypericaceae, Johanniskrautgewächse**
- Hypericum perforatum / Johanniskraut

**Lamiaceae, Lippenblütengewächse**
- Prunella vulgaris / Braunelle
- Thymus vulgaris / Thymian

**Fabaceae, Schmetterlingsblütengewächse**
- Trifolium pratense / Wiesenklee

**Rosaceae, Rosengewächse**
- Crataegus laevigata / Weissdorn

**Scrophulariaceae, Braunwurzgewächse**
- Verbascum densiflorum / Königskerze

**Tiliaceae, Lindengewächse**
- Tilia platyphyllos / Linde

### ▸ Herzglykoside
Herzglykoside wirken auf die Kontraktionskraft des Herzens und fördern die Diurese.

Sie kommen im Digitalis / Fingerhut oder dem Convallaria majalis / Maiglöckchen vor und werden auch Digitalisglykoside genannt. Heute besitzen nur noch Digoxin und Digitoxin klinische Bedeutung. Die therapeutische Breite für biochemisch wirksame Dosierung ist sehr gering, weshalb im Gegensatz zur energetischen Verschreibung, ausschliesslich standardisierte, bzw. synthetische Präparate verwendet werden.

Bei Überdosierung kann es zu Kopfschmerzen, Sehstörungen gelb-grün Sehen, Herzrhythmusstörung, Kammerflimmern, gastrointestinalen Nebenwirkungen wie Übelkeit, Erbrechen kommen. Kalium ist ein Antagonist, der die toxische Wirkung der Herzglykoside mildert.

**• TEN-Wirkung der herzglykosidhaltigen Pflanzen**
Die herzwirksamen Glykoside werden in der TEN bei trocken/kalten Melancholera-Übermass-Erkrankungen eingesetzt. Diese Erkrankungen sind demzufolge zu befeuchten/nähren und wärmen.

Pflanzenbeispiel:
- Rosmarinus officinalis / Rosmarin
- Crataegus laevigata / Weissdorn
- Arnica montana / Arnika

### ▸ Phenolglykoside oder Phenylglykoside
Phenylglykoside sind in der Natur weit verbreitet und aromatische Verbindungen die als Antioxydantien wirken. Die Gruppe der Salicylverbindungen ist am bekanntesten und ist das in der Salix / Weide vorkommende Salicin. Im menschlichen Organismus wird der Stoff hydrolysiert und es entstehen Glucose und Salicylalkohol, der in der Leber zu Salicylsäure metabolisiert wird.

Salicylsäure wirkt Fieber senkend, entzündungshemmend, schmerzlindernd und desinfizierend.

Weitere Phenylglykoside sind: Aesculin, bestimmte Anthraglykoside, Anthocyane, Arbutin, Coniferin, Hesperidin, Naringin, Phlorizin, Scutellarin, Vanillinglucosid.

Das Vanillinglykosid ist der wichtigste Aromabestandteil der Vanille.

**• TEN-Wirkung der phenylglykosidhaltigen Pflanzen**
Die Gruppe der Salicylverbindungen werden in der TEN bei Schärfen-Erkrankungen eingesetzt. Diese Erkrankungen sind demzufolge zu trocknen und zu kühlen, die Schärfen müssen eliminiert werden.

Pflanzenbeispiel:
- Salix nigra / schwarze Weide

### ▸ Saponine
Saponine erzeugen beim Schütteln mit Wasser einen seifenartigen Schaum (lat. *„Sapo"* = „Seife"). Sie haben einen meist bitteren Geschmack (seltene Ausnahme: das Glycyrrhizin, das den süssen Geschmack der Lakritze

ausmacht). Vielen Pflanzen dienen Saponine wie Digitonin oder Solanin als Abwehrstoffe.

Saponine haben stärkende, entzündungshemmende, harntreibende, Schleim treibende und lösende, Hormon stimulierende Eigenschaften. Ausserdem unterstützen sie die Aufnahme anderer Inhaltsstoffe aus dem Darm und binden Cholesterin, werden selber aber normalerweise nicht resorbiert. Man vermutet auch eine präventive Wirkung gegen Darmkrebs durch eine hemmende Wirkung auf die Zellteilung im Darm.

Saponine dürfen nicht in die Blutbahn gelangen, da sie schon in geringer Menge eine hämolytische, blutauflösende Eigenschaft besitzen, sie zerstören die roten Blutkörperchen. Bei Entzündungen der Darmwand können Saponine die Durchlässigkeit der Darmwand erhöhen.

- **TEN-Wirkung der saponinhaltigen Pflanzen**

Viele saponinhaltige Pflanzen wirken durch ihre Schleimhäute befeuchtende und zähen Schleim verflüssigende Eigenschaft, welche in der TEN mit der Qualität des Trocknen und Wärmen gleichgesetzt wird. Daher werden diese in der TEN bei feucht/kalten Phlegma-Übermass-Erkrankungen eingesetzt.

Pflanzenbeispiele:
- Aesculus hippocastanum / Rosskastanie
- Primula veris / Schlüsselblume
- Verbascum densiflorum / Königskerze

### ▸ Senfölglykoside

Senfölglykoside oder Glucosinolate sind Glykoside, die über ein Schwefelatom verbrückt sind. Zusätzlich enthalten diese auch Stickstoff und verleihen vielen Kreuzblütengewächsen und Kaperngewächsen wie Rettich, Senf, Kresse und Kohl einen bitteren und scharfen Geschmack. Bei der Verletzung des Pflanzengewebes werden die Senfölglykoside in teils toxische Stoffe zersetzt.

Senfölglykoside wirken antibakteriell und als Abwehrstoffe gegen Tierfrass. Kohlarten und Rettich enthalten Sulforaphan und Iberin und beugen nach neueren Erkenntnissen Infektionen vor und unterstützen die Krebsprävention.

- **TEN-Wirkung der senfölglykosidhaltigen Pflanzen**

In der TEN besitzen Senfölglykoside eine Schleim auflösende Eigenschaft, welche in der TEN mit der Qualität des Trocknen und Wärmen gleichgesetzt wird. Daher werden diese in der TEN bei feucht/kalten Phlegma-Übermass-Erkrankungen eingesetzt.

Sie können innerlich wie auch äusserlich angewendet werden, z.B. als Wickel.

Pflanzenbeispiele:
- Armoracia rusticana / Meerrettich
- Capsella bursa-pastoris / Hirtentäschel
- Nasturtium officinale / Brunnenkresse

## Ätherische Öle

Ätherische Öle bestehen aus vielen verschiedenen chemischen Verbindungen. Sie enthalten keine Fette, sind aber fettlöslich und verdampfen rückstandsfrei. Sie bilden schwimmende Flüssigkeitstropfen auf der Wasseroberfläche, da sie eine geringere Dichte als Wasser besitzen.

In Öldrüsen von Pflanzen werden die ätherischen Öle gebildet und im Pflanzengewebe gespeichert, wie in der Blüte, Fruchtschale, Wurzel, Rinde und dem Blatt, Samen, Holz und Harz. Ätherische Öle dienen der Pflanze, um Insekten zur Bestäubung anzulocken, Schädlinge fernzuhalten und sich gegen Krankheiten zu schützen.

Durch ihre kleine Molekularstruktur gelangen ätherische Öle über den Magen-Darmtrakt, die Haut, beim Atmen und bei oraler Einnahme über die Schleimhäute in den Blutkreislauf und in das Gewebe und beeinflussen dadurch den gesamten Organismus. Über die Sinneszellen der Nase gelangen die Duftinformationen ins Gehirn. Die Aromatherapie macht sich zu Nutze, dass auch Gerüche Einfluss auf die Gefühle, das vegetative Nervensystem, die Hormonproduktion und das Immunsystem nehmen können.

- **Wirkungen von ätherischen Ölen**

- virozid: z.B. Melissenöl
- antibakteriell: z.B. Nelkenöl, Fenchelöl, Thymianöl
- antimykotisch: z.B. Teebaumöl, Lavendelöl
- hyperämisierend: z.B. Rosmarinöl
- antiphlogistisch: z.B. Schafgarbenöl, Kamillenblütenöl
- spasmolytisch: z.B. Kamillenblütenöl, Kümmelöl, Fenchelöl, Pfefferminzöl, Melissenöl, Zimtöl, Schafgarbenöl
- sedativ: z.B. Melissenöl, Lavendelöl
- diuretisch: z.B. Wacholderöl
- expectorierend: z.B. Thymianöl, Anisöl
- karminativ: z.B. Anis, Kümmel, Fenchel
- emmenagog: z.B. Petersilienfruchtöl, Wacholderöl, Rosmarinöl, Nelkenöl, Lorbeeröl
- choleretisch und cholagog: z.B. Löwenzahnöl, Pfefferminzöl, Kurkumaöl
- Insekten tötend: z.B. Chrysanthemenöl
- Insekten vertreibend: z.B. Campheröl, Citronellöl, Zimtöl, Nelkenöl, Terpentinöl

- **Unerwünschte Nebenwirkungen ätherischer Öle**

- kanzerogen: z.B. Kalmusöl, Sassafrasöl
- abortiv: z.B. Thujon im Sadebaumöl, Wermuthöl, Salbeiöl und Apiol in Petersilienfrüchteöl

- allergen: z.B. Terpentinöl, Zimtöl, Citrusöl,
- äusserlich angewendet können Kontaktekzeme auftreten.
- innerlich angewendet kann es zur Nahrungsmittelallergie führen.
- narkotisch sind z.B. thujonhaltige- und apiolhaltige Öle. Sie gelangen als lipophile Stoffe ins ZNS. Vergiftungen zeigen sich durch Kopfschmerzen und Schwindel. Es kann zu Erregung, Krämpfen und schliesslich zu Atemlähmung kommen.
- nephrotoxisch ist z.B. Wacholderöl. Es kann in zu hoher Dosierung Nierenreizung, Harnverhalten, Albuminurie und Hämaturie erzeugen.
- Reizerscheinungen im Magen-Darm-Trakt mit Übelkeit, Erbrechen, Durchfall
- hepatotoxisch sind z.B. Thujaöl, Salbeiöl, Wermuthöl, Rainfarnöl
- photosensibilisierend sind ätherische Öle mit Furanocumarinen: Citrusöle, Bergamottöl, Apiaceenöle, Johanniskrautöl. Sie erhöhen die Lichtempfindlichkeit der Haut und dürfen nicht am Sonnenlicht oder im Solarium benützt werden, da sie bleibende Hautflecken bilden können.

- **TEN-Wirkung der ätherische ölhaltigen Pflanzen**

In der TEN haben ätherische Öl Pflanzen sehr viele verschiedene Wirkungen, wie z.B. wärmen, kühlen und befeuchten. Daher werden diese in der TEN bei feucht/kalten Phlegma-Erkrankungen, feucht/warmen Sanguis-Übermass-Erkrankungen und bei warm/trockenen Cholera-Übermass-Erkrankungen eingesetzt.

Die flüchtigen Substanzen durchdringen leicht Zellmembranen und können dadurch in einer Rezeptur auch zum Unterstützen anderer Kräuter eingesetzt werden, indem sie deren Wirkungen beschleunigen.

Ätherische Öle sind in vielen Pflanzenfamilien zu finden.

Pflanzenbeispiele:

**Apiaceae, Doldenblütengewächse**
- Angelica archangelica / Engelwurz
- Pimpinella anisum / Anis

**Araceae, Aronstabgewächse**
- Acorus calamus / Kalmus

**Asteraceae, Korbblütengewächse**
- Achillea millefolium / Schafgarbe
- Matricaria recutita / Kamille

**Lamiaceae, Lippenblütengewächse**
- Mentha piperita / Pfefferminze
- Thymus vulgaris / Thymian

**Zingiberaceae, Ingwergewächse**
- Curcuma xanthorrhiza / Kurkuma

**Rosaceae, Rosengewächse**
- Filipendula ulmaria / Mädesüss

## Gerbstoffe

Gerbstoffe kommen vor allem in Rinden und Wurzeln vor. Gerbstoffe bilden in der Pflanze die Grundlage für den Aufbau von Harzen, Korksubstanzen, Anthocyanen und Flavonoiden, mit denen sie eng verwandt sind. Gerbstoffe verbinden sich mit Alkaloiden. Dies ist zu beachten bei der Mischung von Teedrogen und findet auch beim ziehen lassen von Schwarztee statt. Coffein wird durch die Gerbstoffe gebunden und wird unwirksam. Gerbstoffe werden bei längerem Kochen von mehr als 5–10 Minuten abgebaut.

Gerbstoffe sind wasserlösliche Verbindungen, welche sich mit Eiweissen, z.B. der Haut und Schleimhaut, unlöslich verbinden. Das Gewebe wird dadurch verdichtet und kann eine schützende Membran bilden. Gerbstoffe entziehen durch ihre adstringierende Eigenschaft den Bakterien auf der Haut und Schleimhaut den Nährboden. Entzündungen, Schmerzen und Wundsekretion werden vermindert, kapillare Blutungen gestillt.

Die Wirkung der Gerbstoffe ist zusammenziehend, schmerzlindernd, stopfend bei Durchfall, blutstillend, sekretionshemmend, schleimhautschützend, keimhemmend, bakterizid, fungizid, entzündungshemmend, austrocknend, Gegengift bei Schwermetall- oder Alkaloidvergiftung.

Bei Langzeitanwendung kann die Leber geschädigt werden. Zu hohe Dosen können Magenschleimhautentzündung oder Brechreiz auslösen. Sie vermindern die Resorption basischer Arzneimittel, als auch mancher Mineralstoffe wie Eisen. Bei Verstopfung und trockenen Schleimhäuten sollten Gerbstoffe nicht eingesetzt werden. Für die innere Anwendung sollten sie mit Schleimstoffen kombiniert werden.

- **Die TEN-Wirkung der gerbstoffhaltigen Pflanzen**

In der TEN wirken gerbstoffhaltige Pflanzen adstringierend und Blutungen stillend, was in der TEN mit der Qualität des Trocknen und Kühlen gleichgesetzt wird. Daher werden diese in der TEN bei feucht/warmen Sanguis-Übermass-Erkrankungen eingesetzt.

Pflanzenbeispiele:

**Rosaceae, Rosengewächse**
- Agrimonia eupatoria / Odermennig
- Alchemilla xanthochlora / Frauenmantel
- Potentilla erecta / Blutwurz
- Rosa canina / Rose
- Rubus fruticosus / Brombeere
- Rubus idaeus / Himbeere
- Sanguisorba officinalis / Wiesenknopf

**Anacardiaceae, Anakardiengewächse**
- Rhus aromatica / coriaria L. / glabra / Sumach

**Brassicaceae / Cruciferae, Kreuzblütengewächse**
- Capsella bursa-pastoris / Hirtentäschel

**Ericaceae, Heidekrautgewächse**
- Arctostaphylos uva-ursi / Bärentraube
- Vaccinium myrtillus / Heidelbeere

**Fabaceae, Schmetterlingsblütengewächse**
- Polygonum bistorta / Wiesenknöterich

**Fagaceae, Buchengewächse**
- Quercus robur / Stileiche

**Geraniaceae, Storchschnabelgewächse**
- Geranium robertianum / Storchenschnabel

**Hamamelidaceae, Hamamelisgewächse**
- Hamamelis virginiana / Zaubernuss

**Hippocastanaceae, Rosskastaniengewächse**
- Aesculus hippocastanum / Rosskastanie

**Juglandaceae, Walnussgewächse**
- Juglans regia / Walnuss

**Liliaceae, Liliengewächse**
- Polygonatum multiflorum / Salomonsiegel

**Lamiaceae, Lippenblütengewächse**
- Lamium album / Taubnessel
- Salvia officinalis / Salbei

**Myricaceae, Gagelstrauchgewächse**
- Myrica cerifera / Wachsmyrte

**Vitaceae, Weingewächse**
- Vitis vinifera / Weinrebe

## Schleimstoffe / Polysaccharide

Die in der Pflanze vorkommenden Schleimstoffe haben die Eigenschaft in Verbindung mit Wasser stark aufquellen zu können. Diese Hydrokolloide dienen der Pflanze als Schutzsubstanz. Pflanzliche Schleimstoffe kommen in Getreide, Wurzeln, Rinden, Stielen und Blättern höherer Pflanzen, sowie Algen vor.

Schleimstoffe wirken auf die Schleimhäute erweichend, reizmindernd, entzündungshemmend und einhüllend. Sie wirken speziell im Magen-Darm-Trakt. Sie regulieren den Stuhlgang indem sie das Darmvolumen steigern und den Stuhl gleitfähiger machen. Schleimstoffe können den Blutzucker stabilisieren, Toxine binden und das Immunsystem stärken.

- **Die TEN-Wirkung der schleimstoffhaltigen Pflanzen**

In der TEN wirken schleimstoffhaltige Pflanzen befeuchtend und entzündungshemmend, was in der TEN mit der Qualität des befeuchten / nähren und kühlen gleichgesetzt wird. Daher werden diese in der TEN bei trocken/warmen Cholera-Übermass-Erkrankungen sowie Schärfenbelastungen eingesetzt.

Pflanzenbeispiele:
**Malvaceae, Malvengewächse**
- Althaea officinalis / Eibisch

**Lichenes / Parmeliaceae, Flechtengewächse**
- Cetraria islandica / Isländisches Moos

**Linaceae, Leingewächse**
- Linum usitatissimum / Leinsamen

**Plantaginaceae, Wegerichgewächse**
- Plantago afra / Flohsamen
- Plantago lanceolata / Spitzwegerich

**Tiliaceae, Lindengewächse**
- Tilia platyphyllos / Lindenblüten

## Bitterstoffe

Bitterstoffe sind chemisch gesehen keine einheitliche Gruppe, ihr bitterer Geschmack gibt ihnen die Gemeinsamkeit. Bitter schmeckende Kräuter wirken je nach Heilpflanze sekretionsfördernd, appetitanregend, verdauungsfördernd, resorptionsfördernd, peristaltikanregend, beschleunigen die Magenentleerung, sind blähungs-, gärungs- und fäulniswidrig, cholagog, choleretisch, cholekinetisch, pankreassekretionsfördernd, Blut aufbauend, anregend auf die Leukozytenbildung und die Peyer-Plaques im Dünndarm, anregend auf die Bildung von Intrinsic Factor, fiebersenkend, schweissfördernd, herzstärkend, durchblutungsfördernd, energiesteigernd, wärmend, stimmungsaufhellend.

Chemisch betrachtet finden sich Bitterstoffe oft unter den Stoffgruppen der Glykoside oder Alkaloide.

- **Die TEN-Wirkung der bitterstoffhaltigen Pflanzen**

In der TEN wirken bittere Heilpflanzen trocknend, wärmend und blutunterstützend, was in der TEN mit der Qualität des Trocknen und Wärmen gleichgesetzt wird. Daher werden diese in der TEN bei feucht/kalten Phlegma-Übermass-Erkrankungen eingesetzt.

Pflanzenbeispiele:

**Araceae, Aronstabgewächse**
- Acorus calamus / Kalmus

**Asteraceae, Korbblütengewächse**
- Arctium lappa / grosse Klette
- Carduus benedictus / Benediktenkraut
- Cynara scolymus / Artischocke
- Artemisia vulgaris / Beifuss
- Artemisia absinthium / Wermut
- Taraxacum officinale / Löwenzahn
- Silybum marianum / Mariendistel
- Achillea millefolium / Schafgarbe

**Cannabaceae, Hanfgewächse**
- Humulus lupulus / Hopfen

**Gentianaceae, Enziangewächse**
- Gentiana lutea / Enzian
- Centaurium erythraea / Tausendgüldenkraut

**Lamiaceae, Lippenblütengewächse**
- Leonurus cardiaca / Herzgespann
- Marrubium vulgare / Andorn
- Prunella vulgaris / Braunelle
- Salvia officinalis / Salbei
- Stachys officinalis / Heilziest

**Lichenes / Parmeliaceae, Flechtengewächse**
- Cetraria islandica / Isländischmoos

**Pedaliaceae, Sesamgewächse**
- Harpagophytum procumbens / Teufelskralle

**Rubiaceae, Rotgewächse**
- Cinchona pubescens / Chinarindenbaum

**Rutaceae, Rautengewächse**
- Citrus sinensis / Orangenschale

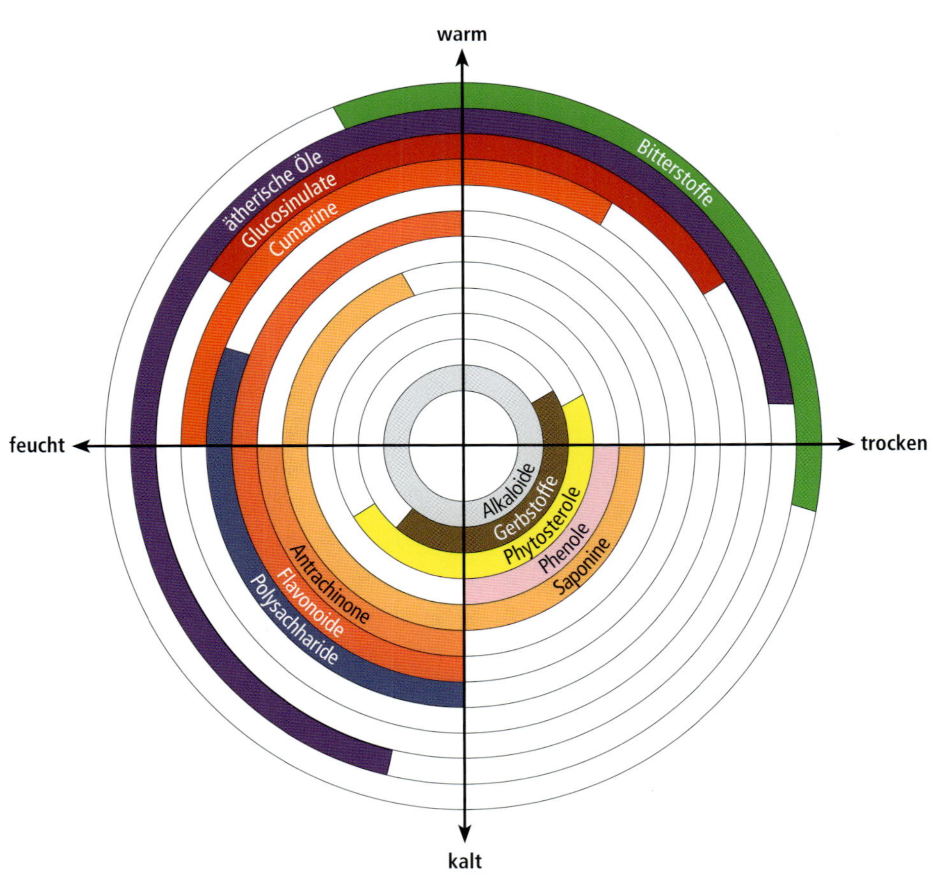

# Wirkungsbeschreibungen

## Drei Kochungen

Die komplexen Verdauungs- und Umwandlungsschritte von Nahrung im Körper werden in der TEN als Kochungen bezeichnet. Insgesamt sind es drei Kochungen.

Nachdem Kräuter und Nahrungsmittel über diese drei Schritte aufgenommen werden, sowie Krankheitsentstehung durch fehlerhafte Kochung beeinflusst wird, werden daraus die Wirkungen wie z.B. befeuchten/nähren und wärmen abgeleitet.

### 1. Kochung

Die erste Kochung ist die Umwandlung vom Nahrungsmittel zu einem Stoff, der vom Körper aufgenommen und weiterverarbeitet werden kann. Dies geschieht hauptsächlich durch das Kauen im Mund und die Verdauung im Magen, wo der Nahrungsbrei chemisch in seine Einzelteile zersetzt und vorbereitet wird, um vom Darm ins Blut aufgenommen zu werden. Viele befeuchtende/nährende und wärmende Pflanzen wirken auf die erste Kochung, da sie meist helfen, Stoffe körpergängig zu machen, z.B. bei Verdauungsschwäche, Völlegefühl, Flatulenz.

### 2. Kochung

Im Darm wird nun der Nahrungsbrei, in der TEN auch Chylus genannt, in das Venensystem aufgenommen und über die Pfortader zur Leber transportiert, wo die zweite Kochung stattfindet. In der Leber werden die Nährstoffe nochmals umgewandelt und in das Blut integriert, es entsteht Sanguis. Aus den für den Körper nicht nährhaften Stoffen werden gelbe Galle (Cholera), schwarze Galle (Melancholera) und roher, noch unverdauter Saft (Phlegma) hergestellt. Die zweite Kochung kann gut durch Leber-Galle-fördernde Pflanzen unterstützt werden, da die Leber Stoffe für sämtliche Gewebe zellgängig macht, z.B. bei Bindegewebeschwäche, Leberschmerzen, Ikterus.

### 3. Kochung

Über das Blutsystem werden die vier Säfte nun in die entsprechenden Organe verteilt, wo sie in der dritten Kochung ihre Aufgabe erfüllen. Der Sanguis mit den vielen Nährstoffen wird in die Zellen aller Organe und Körperteile transportiert, wo die Nährstoffe zur Energiegewinnung und Zellerneuerung verwendet werden und somit endgültig ein Teil des Körpers werden. Dies geschieht z.B. in den Nieren, der Milz oder dem Herzen sehr schnell oder etwas langsamer z.B. in den Knochen, im Knorpel oder dem Nervengewebe. Zur dritten Kochung gehören Zellaufbau und Energie fördernde Pflanzen. Sie helfen, Stoffe in der Zelle zu verstoffwechseln, wie z.B. bei Osteoporose, Herzinsuffizienz, Neuralgien.

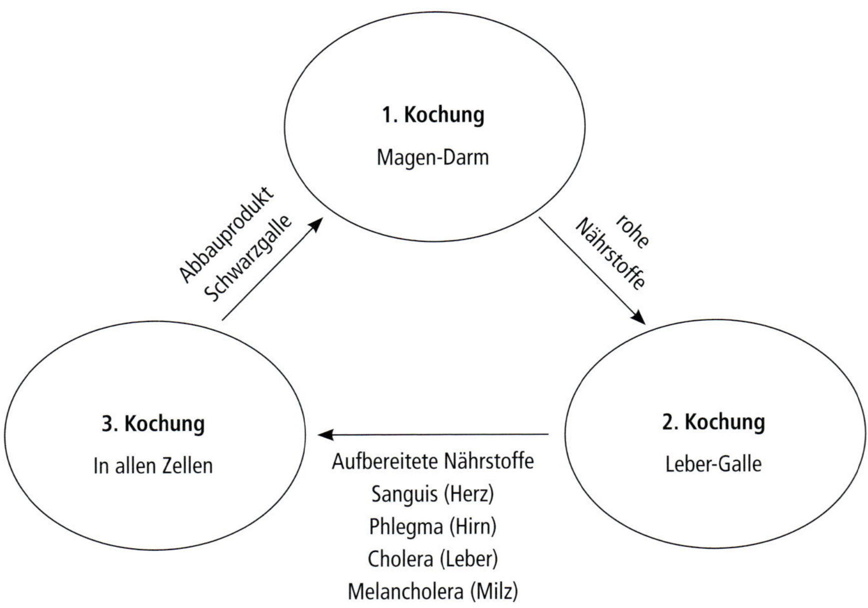

## TEN-Wirkungen

### Wärmen
Wärmen umschreibt sowohl die energetische und temperaturbezogene Wärme wie auch den bewegenden Aspekt. Wärmen bedeutet auch, Säfte zu verdünnen und zu verteilen.

### Kühlen
Kühlen bezieht sich auf die energetische Wirkung, die Temperatur und die Reduktion der Aktivität von Lebensprozessen. Kühlen heisst auch, Säfte zu verdicken.

### Befeuchten / nähren
Unter Befeuchten ist die Anregung der eigenständigen Säfte- und Stoffneubildung des Körpers zu verstehen. Nähren dagegen umschreibt die Zuführung von Säften und Stoffen von ausserhalb wie z.B. Phytoöstrogene.

### Trocknen
Unter Trocknen ist das Ausleiten von übermässiger Feuchtigkeit aus den Zellen sowie aus dem Körper und auch der zusammenziehende, adstringierende Effekt zu verstehen.

### Schärfen ausleiten
Schärfen sind gewebereizende Stoffe, welche oft eine Entzündungsreaktion auslösen können. Man kann sie unterscheiden in körperfremde Schärfen wie Bakterien oder Schwermetalle und körpereigene Schärfen, wie z.B. Harnsäure oder Stoffwechselendprodukte.

### Parasiten eliminieren
Der Begriff Parasiten umschreibt die verschiedenen Wurmarten, welche den menschlichen Körper befallen können.

## Heilkräuter nach TEN-Wirkung sortiert

| Seite | Befeuchten/nähren und wärmen | | | |
|---|---|---|---|---|
| | Wirkungspriorität 1 | | | |
| 43 | **Arnica montana**<br>Arnika | kühlend 1–2°<br>wärmend 3° | trocknend 0°<br>befeuchtend/nährend 3° | leicht bitter, leicht scharf |
| 53 | **Cynara scolymus**<br>Artischocke | kühlend 1–2°<br>wärmend 2° | trocknend 1°<br>befeuchtend/nährend 2° | bitter, leicht salzig |
| 93 | **Symphytum officinale**<br>Beinwell | kühlend 2°<br>wärmend 1–2° | trocknend 0°<br>befeuchtend/nährend 2° | süss, bitter |
| 97 | **Urtica urens**<br>Brennessel | kühlend 1°<br>wärmend 3° | trocknend 2°<br>befeuchtend/nährend 2–3° | scharf |
| 41 | **Angelica archangelica**<br>Engelwurz | kühlend 1°<br>wärmend 3° | trocknend 2–3°<br>befeuchtend/nährend 1–2° | aromatisch, bitter, scharf |
| 59 | **Gentiana lutea**<br>Enzian, gelber | kühlend 1–2°<br>wärmend 2–3° | trocknend 0°<br>befeuchtend/nährend 2° | bitter |
| 58 | **Foeniculum vulgare**<br>Fenchel | kühlend 0°<br>wärmend 3° | trocknend 1–2°<br>befeuchtend/nährend 2–3° | aromatisch, leicht scharf |
| 60 | **Ginkgo biloba**<br>Ginkgo | kühlend 1–2°<br>wärmend 3° | trocknend 1°<br>befeuchtend/nährend 2–3° | bitter, leicht süss, adstringierend |
| 104 | **Zingiber officinale**<br>Ingwer | kühlend 0°<br>wärmend 4° | trocknend 2°<br>befeuchtend/nährend 2° | scharf, aromatisch |
| 65 | **Hypericum perforatum**<br>Johanniskraut | kühlend 2–3°<br>wärmend 2–3° | trocknend 1–2°<br>befeuchtend/nährend 2–3° | adstringierend, bitter, sauer, leicht süss |
| 36 | **Acorus calamus**<br>Kalmus | kühlend 1°<br>wärmend 3° | trocknend 1°<br>befeuchtend/nährend 3° | scharf, aromatisch, bitter |
| 71 | **Matricaria chamomilla**<br>Kamille | kühlend 2–3°<br>wärmend 2–3° | trocknend 1–2°<br>befeuchtend/nährend 2–3° | leicht bitter, süss, aromatisch |
| 49 | **Carum carvi**<br>Kümmel | kühlend 0–1°<br>wärmend 3° | trocknend 1°<br>befeuchtend/nährend 2–3° | scharf, süss |
| 67 | **Lavandula angustifolia**<br>Lavendel | kühlend 1°<br>wärmend 2–3° | trocknend 1°<br>befeuchtend/nährend 3° | aromatisch, bitter, leicht scharf |
| 94 | **Taraxacum officinale**<br>Löwenzahn | kühlend 2–3°<br>wärmend 2–3° | trocknend 1–2°<br>befeuchtend/nährend 2–3° | bitter |
| 91 | **Silybum marianum**<br>Mariendistel | kühlend 1–2°<br>wärmend 3° | trocknend 1°<br>befeuchtend/nährend 3° | bitter |
| 75 | **Melissa officinalis**<br>Zitronenmelisse | kühlend 2–3°<br>wärmend 2–3° | trocknend 1°<br>befeuchtend/nährend 3° | aromatisch, bitter, leicht scharf |
| 101 | **Viscum album**<br>Mistel | kühlend 2–3°<br>wärmend 2–3° | trocknend 1–2°<br>befeuchtend/nährend 3° | bitter, süss, sauer |
| 102 | **Vitex agnus–castus**<br>Mönchspfeffer | kühlend 1°<br>wärmend 3–4° | trocknend 1–2°<br>befeuchtend/nährend 3–4° | bitter, leicht scharf |
| 79 | **Petasites hybridus**<br>Pestwurz | kühlend 1°<br>wärmend 2–3° | trocknend 0–1°<br>befeuchtend/nährend 2–3° | leicht bitter, süss |
| 76 | **Mentha piperita**<br>Pfefferminze | kühlend 2°<br>wärmend 2° | trocknend 0–1°<br>befeuchtend/nährend 2–3° | aromatisch, scharf |
| 46 | **Calendula officinalis**<br>Ringelblume | kühlend 3°<br>wärmend 2° | trocknend 2°<br>befeuchtend/nährend 2–3° | bitter |

| 84 | **Rosmarinus officinalis**<br>Rosmarin | kühlend 0°<br>wärmend 3–4° | trocknend 2°<br>befeuchtend/nährend 2–3° | aromatisch, bitter, scharf |
|---|---|---|---|---|
| 37 | **Aesculus hippocastanum**<br>Rosskastanie | kühlend 1–2°<br>wärmend 2–3° | trocknend 2–3°<br>befeuchtend/nährend 2° | bitter, adstringierend |
| 86 | **Salvia officinalis**<br>Salbei | kühlend 2–3°<br>wärmend 3° | trocknend 2–3°<br>befeuchtend/nährend 3° | aromatisch, bitter, scharf |
| 56 | **Equisetum arvense**<br>Schachtelhalm | kühlend 2–3°<br>wärmend 1–2° | trocknend 2–3°<br>befeuchtend/nährend 1–2° | leicht bitter, leicht süss |
| 34 | **Achillea millefolium**<br>Schafgarbe | kühlend 1–2°<br>wärmend 2–3° | trocknend 2°<br>befeuchtend/nährend 2–3° | scharf, bitter, aromatisch |
| 54 | **Echinacea purpurea**<br>Sonnenhut, roter | kühlend 3°<br>wärmend 0–1° | trocknend 2°<br>befeuchtend/nährend 0–1° | leicht bitter, leicht scharf |
| 73 | **Melilotus officinalis**<br>Steinklee, echter | kühlend 1–2°<br>wärmend 1–2° | trocknend 2–3°<br>befeuchtend/nährend 1–2° | süss |
| 61 | **Glycyrrhiza glabra**<br>Süssholz | kühlend 3°<br>wärmend 2° | trocknend 1–2°<br>befeuchtend/nährend 3° | süss |
| 55 | **Eleutherococcus senticosus**<br>Taigawurzel | kühlend 0°<br>wärmend 4° | trocknend 1°<br>befeuchtend/nährend 3–4° | scharf, bitter, süss |
| 50 | **Centaurium umbellatum**<br>Tausendgüldenkraut | kühlend 1°<br>wärmend 3° | trocknend 1°<br>befeuchtend/nährend 2–3° | bitter |
| 95 | **Thymus vulgaris**<br>Thymian | kühlend 1–2°<br>wärmend 2–3° | trocknend 1–2°<br>befeuchtend/nährend 2–3° | aromatisch, scharf, leicht bitter |
| 51 | **Cimicifuga racemosa**<br>Traubensilberkerze | kühlend 2–3°<br>wärmend 2–3° | trocknend 1°<br>befeuchtend/nährend 3° | scharf, leicht bitter, leicht süss |
| 52 | **Crataegus laevigata**<br>Weissdorn | kühlend 2°<br>wärmend 2–3° | trocknend 0–1°<br>befeuchtend/nährend 3° | Früchte: sauer, leicht süss, Blüten und Blätter: leicht süss, leicht bitter |
| 44 | **Artemisia absinthium**<br>Wermut | kühlend 0–1°<br>wärmend 2–3° | trocknend 1–2°<br>befeuchtend/nährend 2° | bitter, aromatisch |
| Wirkungspriorität 2 | | | | |
| 99 | **Valeriana officinalis**<br>Baldrian | kühlend 2°<br>wärmend 2° | trocknend 0°<br>befeuchtend/nährend 2–3° | bitter, süss |
| 45 | **Betula pendula**<br>Birke | kühlend 1–2°<br>wärmend 0–1° | trocknend 1–2°<br>befeuchtend/nährend 0–1° | bitter, adstringierend |
| 88 | **Sambucus nigra**<br>Holunder, schwarzer | kühlend 3°<br>wärmend 2° | trocknend 2°<br>befeuchtend/nährend 1–2° | scharf, leicht bitter |
| 68 | **Linum usitatissimum**<br>Leinsamen | kühlend 3°<br>wärmend 1–2° | trocknend 0°<br>befeuchtend/nährend 3° | süss |
| 78 | **Passiflora incarnata**<br>Passionsblume | kühlend 2°<br>wärmend 1–2° | trocknend 0–1°<br>befeuchtend/nährend 2–3° | leicht bitter |
| 90 | **Serenoa repens**<br>Sägepalme | kühlend 1–2°<br>wärmend 1° | trocknend 1–2°<br>befeuchtend/nährend 1° | süss, etwas sauer |
| 82 | **Primula veris**<br>Schlüsselblume | kühlend 1–2°<br>wärmend 2° | trocknend 1°<br>befeuchtend/nährend 2–3° | Blüten: süss, leicht scharf, Wurzel: scharf, bitter |
| 64 | **Harpagophytum procumbens** Teufelskralle | kühlend 2°<br>wärmend 0–1° | trocknend 2°<br>befeuchtend/nährend 0–1° | bitter |
| 63 | **Hamamelis virginiana**<br>Zaubernuss | kühlend 3°<br>wärmend 1–2° | trocknend 3°<br>befeuchtend/nährend 2° | adstringierend, leicht bitter |

| Wirkungspriorität 3 | | | | |
|---|---|---|---|---|
| 57 | **Euphrasia rostkoviana**<br>Augentrost | kühlend 2°<br>wärmend 2° | trocknend 1°<br>befeuchtend/nährend 1° | scharf, sauer, adstringierend, bitter |
| 40 | **Althaea officinalis**<br>Eibisch | kühlend 3°<br>wärmend 1° | trocknend 0°<br>befeuchtend/nährend 2–3° | süss, leicht bitter |
| 39 | **Alchemilla vulgaris**<br>Frauenmantel | kühlend 2°<br>wärmend 2° | trocknend 2–3°<br>befeuchtend/nährend 1° | bitter, adstringierend |
| 92 | **Solidago virgaurea**<br>Goldrute | kühlend 2–3°<br>wärmend 2–3° | trocknend 3°<br>befeuchtend/nährend 1–2° | bitter, adstringierend, leicht scharf |
| 48 | **Capsella bursa–pastoris**<br>Hirtentäschel | kühlend 3–4°<br>wärmend 1° | trocknend 2–3°<br>befeuchtend/nährend 2° | adstringierend, scharf |
| 77 | **Oenothera biennis**<br>Nachtkerze | kühlend 2°<br>wärmend 1° | trocknend 0°<br>befeuchtend/nährend 2–3° | süss |
| 89 | **Senna cassia**<br>Sennesblätter | kühlend 2°<br>wärmend 0–1° | trocknend 0–1°<br>befeuchtend/nährend 0–1° | bitter, süss |
| 80 | **Plantago lanceolata**<br>Spitzwegerich | kühlend 3°<br>wärmend 0–1° | trocknend 2°<br>befeuchtend/nährend 0–1° | adstringierend, bitter |
| 100 | **Viola tricolor**<br>Stiefmütterchen | kühlend 3°<br>wärmend 1° | trocknend 2°<br>befeuchtend/nährend 2° | sauer, süss, bitter |
| 81 | **Potentilla tormentilla**<br>Blutwurz | kühlend 3°<br>wärmend 1° | trocknend 3°<br>befeuchtend/nährend 1° | adstringierend, bitter |
| 85 | **Salix nigra**<br>Weide, schwarze | kühlend 3–4°<br>wärmend 0–1° | trocknend 3°<br>befeuchtend/nährend 1° | bitter, adstringierend |

| **Befeuchten/nähren und kühlen** | | | | |
|---|---|---|---|---|
| Wirkungspriorität 1 | | | | |
| 53 | **Cynara scolymus**<br>Artischocke | kühlend 1–2°<br>wärmend 2° | trocknend 1°<br>befeuchtend/nährend 2° | bitter, leicht salzig |
| 99 | **Valeriana officinalis**<br>Baldrian | kühlend 2°<br>wärmend 2° | trocknend 0°<br>befeuchtend/nährend 2–3° | bitter, süss |
| 93 | **Symphytum officinale**<br>Beinwell | kühlend 2°<br>wärmend 1–2° | trocknend 0°<br>befeuchtend/nährend 2° | süss, bitter |
| 40 | **Althaea officinalis**<br>Eibisch | kühlend 3°<br>wärmend 1° | trocknend 0°<br>befeuchtend/nährend 2–3° | süss, leicht bitter |
| 88 | **Sambucus nigra**<br>Holunder, schwarzer | kühlend 3°<br>wärmend 2° | trocknend 2°<br>befeuchtend/nährend 1–2° | scharf, leicht bitter |
| 65 | **Hypericum perforatum**<br>Johanniskraut | kühlend 2–3°<br>wärmend 2–3° | trocknend 1–2°<br>befeuchtend/nährend 2–3° | adstringierend, bitter, sauer, leicht süss |
| 68 | **Linum usitatissimum**<br>Leinsamen | kühlend 3°<br>wärmend 1–2° | trocknend 0°<br>befeuchtend/nährend 3° | süss |
| 70 | **Malva sylvestris**<br>Käslikraut / Malve | kühlend 2°<br>wärmend 0° | trocknend 0°<br>befeuchtend/nährend 2–3° | süss, leicht bitter |
| 75 | **Melissa officinalis**<br>Zitronenmelisse | kühlend 2–3°<br>wärmend 2–3° | trocknend 1°<br>befeuchtend/nährend 3° | aromatisch, bitter, leicht scharf |
| 101 | **Viscum album**<br>Mistel | kühlend 2–3°<br>wärmend 2–3° | trocknend 1–2°<br>befeuchtend/nährend 3° | bitter, süss, sauer |

| | | | | |
|---|---|---|---|---|
| 77 | **Oenothera biennis**<br>Nachtkerze | kühlend 2°<br>wärmend 1° | trocknend 0°<br>befeuchtend/nährend 2–3° | süss |
| 78 | **Passiflora incarnata**<br>Passionsblume | kühlend 2°<br>wärmend 1–2° | trocknend 0–1°<br>befeuchtend/nährend 2–3° | leicht bitter |
| 86 | **Salvia officinalis**<br>Salbei | kühlend 2–3°<br>wärmend 3° | trocknend 2–3°<br>befeuchtend/nährend 3° | aromatisch, bitter, scharf |
| 61 | **Glycyrrhiza glabra**<br>Süssholz | kühlend 3°<br>wärmend 2° | trocknend 1–2°<br>befeuchtend/nährend 3° | süss |
| 85 | **Salix nigra**<br>Weide, schwarze | kühlend 3–4°<br>wärmend 0–1° | trocknend 3°<br>befeuchtend/nährend 1° | bitter, adstringierend |
| 52 | **Crataegus laevigata**<br>Weissdorn | kühlend 2°<br>wärmend 2–3° | trocknend 0–1°<br>befeuchtend/nährend 3° | Früchte: sauer, leicht süss, Blüten und Blätter: leicht süss, leicht bitter |
| 63 | **Hamamelis virginiana**<br>Zaubernuss | kühlend 3°<br>wärmend 1–2° | trocknend 3°<br>befeuchtend/nährend 2° | adstringierend, leicht bitter |
| Wirkungspriorität 2 | | | | |
| 39 | **Alchemilla vulgaris**<br>Frauenmantel | kühlend 2°<br>wärmend 2° | trocknend 2–3°<br>befeuchtend/nährend 1° | bitter, adstringierend |
| 92 | **Solidago virgaurea**<br>Goldrute | kühlend 2–3°<br>wärmend 2–3° | trocknend 3°<br>befeuchtend/nährend 1–2° | bitter, adstringierend, leicht scharf |
| 48 | **Capsella bursa–pastoris**<br>Hirtentäschel | kühlend 3–4°<br>wärmend 1° | trocknend 2–3°<br>befeuchtend/nährend 2° | adstringierend, scharf |
| 71 | **Matricaria chamomilla**<br>Kamille | kühlend 2–3°<br>wärmend 2–3° | trocknend 1–2°<br>befeuchtend/nährend 2–3° | leicht bitter, süss, aromatisch |
| 67 | **Lavandula angustifolia**<br>Lavendel | kühlend 1°<br>wärmend 2–3° | trocknend 1°<br>befeuchtend/nährend 3° | aromatisch, bitter, leicht scharf |
| 94 | **Taraxacum officinale**<br>Löwenzahn | kühlend 2–3°<br>wärmend 2–3° | trocknend 1–2°<br>befeuchtend/nährend 2–3° | bitter |
| 102 | **Vitex agnus–castus**<br>Mönchspfeffer | kühlend 1°<br>wärmend 3–4° | trocknend 1–2°<br>befeuchtend/nährend 3–4° | bitter, leicht scharf |
| 76 | **Mentha piperita**<br>Pfefferminze | kühlend 2°<br>wärmend 2° | trocknend 0–1°<br>befeuchtend/nährend 2–3° | aromatisch, scharf |
| 37 | **Aesculus hippocastanum**<br>Rosskastanie | kühlend 1–2°<br>wärmend 2–3° | trocknend 2–3°<br>befeuchtend/nährend 2° | bitter, adstringierend |
| 56 | **Equisetum arvense**<br>Schachtelhalm | kühlend 2–3°<br>wärmend 1–2° | trocknend 2–3°<br>befeuchtend/nährend 1–2° | leicht bitter, leicht süss |
| 34 | **Achillea millefolium**<br>Schafgarbe | kühlend 1–2°<br>wärmend 2–3° | trocknend 2°<br>befeuchtend/nährend 2–3° | scharf, bitter, aromatisch |
| 82 | **Primula veris**<br>Schlüsselblume | kühlend 1–2°<br>wärmend 2° | trocknend 1°<br>befeuchtend/nährend 2–3° | Blüten: süss, leicht scharf, Wurzel: scharf, bitter |
| 100 | **Viola tricolor**<br>Stiefmütterchen | kühlend 3°<br>wärmend 1° | trocknend 2°<br>befeuchtend/nährend 2° | sauer, süss, bitter |
| 50 | **Centaurium umbellatum**<br>Tausendgüldenkraut | kühlend 1°<br>wärmend 3° | trocknend 1°<br>befeuchtend/nährend 2–3° | bitter |
| 81 | **Potentilla tormentilla**<br>Blutwurz | kühlend 3°<br>wärmend 1° | trocknend 3°<br>befeuchtend/nährend 1° | adstringierend, bitter |
| 51 | **Cimicifuga racemosa**<br>Traubensilberkerze | kühlend 2–3°<br>wärmend 2–3° | trocknend 1°<br>befeuchtend/nährend 3° | scharf, leicht bitter, leicht süss |

| | Wirkungspriorität 3 | | | |
|---|---|---|---|---|
| 57 | **Euphrasia rostkoviana**<br>Augentrost | kühlend 2°<br>wärmend 2° | trocknend 1°<br>befeuchtend/nährend 1° | scharf, sauer, adstringierend, bitter |
| 97 | **Urtica urens**<br>Brennessel | kühlend 1°<br>wärmend 3° | trocknend 2°<br>befeuchtend/nährend 2–3° | scharf |
| 95 | **Thymus vulgaris**<br>Thymian | kühlend 1–2°<br>wärmend 2–3° | trocknend 1–2°<br>befeuchtend/nährend 2–3° | aromatisch, scharf, leicht bitter |

| **Trocknen und wärmen** | | | | |
|---|---|---|---|---|
| | Wirkungspriorität 1 | | | |
| 57 | **Euphrasia rostkoviana**<br>Augentrost | kühlend 2°<br>wärmend 2° | trocknend 1°<br>befeuchtend/nährend 1° | scharf, sauer, adstringierend, bitter |
| 45 | **Betula pendula**<br>Birke | kühlend 1–2°<br>wärmend 0–1° | trocknend 1–2°<br>befeuchtend/nährend 0–1° | bitter, adstringierend |
| 97 | **Urtica urens**<br>Brennessel | kühlend 1°<br>wärmend 3° | trocknend 2°<br>befeuchtend/nährend 2–3° | scharf |
| 83 | **Quercus robur**<br>Stieleiche | kühlend 1°<br>wärmend 1° | trocknend 3°<br>befeuchtend/nährend 0° | adstringierend, leicht bitter |
| 41 | **Angelica archangelica**<br>Engelwurz | kühlend 1°<br>wärmend 3° | trocknend 2–3°<br>befeuchtend/nährend 1–2° | aromatisch, bitter, scharf |
| 39 | **Alchemilla vulgaris**<br>Frauenmantel | kühlend 2°<br>wärmend 2° | trocknend 2–3°<br>befeuchtend/nährend 1° | bitter, adstringierend |
| 92 | **Solidago virgaurea**<br>Goldrute | kühlend 2–3°<br>wärmend 2–3° | trocknend 3°<br>befeuchtend/nährend 1–2° | bitter, adstringierend, leicht scharf |
| 37 | **Aesculus hippocastanum**<br>Rosskastanie | kühlend 1–2°<br>wärmend 2–3° | trocknend 2–3°<br>befeuchtend/nährend 2° | bitter, adstringierend |
| 34 | **Achillea millefolium**<br>Schafgarbe | kühlend 1–2°<br>wärmend 2–3° | trocknend 2°<br>befeuchtend/nährend 2–3° | scharf, bitter, aromatisch |
| 82 | **Primula veris**<br>Schlüsselblume | kühlend 1–2°<br>wärmend 2° | trocknend 1°<br>befeuchtend/nährend 2–3° | Blüten: süss, leicht scharf, Wurzel: scharf, bitter |
| 81 | **Potentilla tormentilla**<br>Blutwurz | kühlend 3°<br>wärmend 1° | trocknend 3°<br>befeuchtend/nährend 1° | adstringierend, bitter |
| | Wirkungspriorität 2 | | | |
| 53 | **Cynara scolymus**<br>Artischocke | kühlend 1–2°<br>wärmend 2° | trocknend 1°<br>befeuchtend/nährend 2° | bitter, leicht salzig |
| 58 | **Foeniculum vulgare**<br>Fenchel | kühlend 0°<br>wärmend 3° | trocknend 1–2°<br>befeuchtend/nährend 2–3° | aromatisch, leicht scharf |
| 49 | **Carum carvi**<br>Kümmel | kühlend 0–1°<br>wärmend 3° | trocknend 1°<br>befeuchtend/nährend 2–3° | scharf, süss |
| 94 | **Taraxacum officinale**<br>Löwenzahn | kühlend 2–3°<br>wärmend 2–3° | trocknend 1–2°<br>befeuchtend/nährend 2–3° | bitter |
| 91 | **Silybum marianum**<br>Mariendistel | kühlend 1–2°<br>wärmend 3° | trocknend 1°<br>befeuchtend/nährend 3° | bitter |
| 75 | **Melissa officinalis**<br>Zitronenmelisse | kühlend 2–3°<br>wärmend 2–3° | trocknend 1°<br>befeuchtend/nährend 3° | aromatisch, bitter, leicht scharf |
| 102 | **Vitex agnus–castus**<br>Mönchspfeffer | kühlend 1°<br>wärmend 3–4° | trocknend 1–2°<br>befeuchtend/nährend 3–4° | bitter, leicht scharf |

| | | | | |
|---|---|---|---|---|
| 79 | **Petasites hybridus**<br>Pestwurz | kühlend 1°<br>wärmend 2–3° | trocknend 0–1°<br>befeuchtend/nährend 2–3° | leicht bitter, süss |
| 46 | **Calendula officinalis**<br>Ringelblume | kühlend 3°<br>wärmend 2° | trocknend 2°<br>befeuchtend/nährend 2–3° | bitter |
| 84 | **Rosmarinus officinalis**<br>Rosmarin | kühlend 0°<br>wärmend 3–4° | trocknend 2°<br>befeuchtend/nährend 2–3° | aromatisch, bitter, scharf |
| 86 | **Salvia officinalis**<br>Salbei | kühlend 2–3°<br>wärmend 3° | trocknend 2–3°<br>befeuchtend/nährend 3° | aromatisch, bitter, scharf |
| 56 | **Equisetum arvense**<br>Schachtelhalm | kühlend 2–3°<br>wärmend 1–2° | trocknend 2–3°<br>befeuchtend/nährend 1–2° | leicht bitter, leicht süss |
| 73 | **Melilotus officinalis**<br>Steinklee, echter | kühlend 1–2°<br>wärmend 1–2° | trocknend 2–3°<br>befeuchtend/nährend 1–2° | süss |
| 61 | **Glycyrrhiza glabra**<br>Süssholz | kühlend 3°<br>wärmend 2° | trocknend 1–2°<br>befeuchtend/nährend 3° | süss |
| 55 | **Eleutherococcus senticosus**<br>Taigawurzel | kühlend 0°<br>wärmend 4° | trocknend 1°<br>befeuchtend/nährend 3–4° | scharf, bitter, süss |
| 95 | **Thymus vulgaris**<br>Thymian | kühlend 1–2°<br>wärmend 2–3° | trocknend 1–2°<br>befeuchtend/nährend 2–3° | aromatisch, scharf, leicht bitter |
| 52 | **Crataegus laevigata**<br>Weissdorn | kühlend 2°<br>wärmend 2–3° | trocknend 0–1°<br>befeuchtend/nährend 3° | Früchte: sauer, leicht süss, Blüten und Blätter: leicht süss, leicht bitter |
| 44 | **Artemisia absinthium**<br>Wermut | kühlend 0–1°<br>wärmend 2–3° | trocknend 1–2°<br>befeuchtend/nährend 2° | bitter, aromatisch |
| 63 | **Hamamelis virginiana**<br>Zaubernuss | kühlend 3°<br>wärmend 1–2° | trocknend 3°<br>befeuchtend/nährend 2° | adstringierend, leicht bitter |
| Wirkungspriorität 3 | | | | |
| 88 | **Sambucus nigra**<br>Holunder, schwarzer | kühlend 3°<br>wärmend 2° | trocknend 2°<br>befeuchtend/nährend 1–2° | scharf, leicht bitter |
| 104 | **Zingiber officinale**<br>Ingwer | kühlend 0°<br>wärmend 4° | trocknend 2°<br>befeuchtend/nährend 2° | scharf, aromatisch |
| 71 | **Matricaria chamomilla**<br>Kamille | kühlend 2–3°<br>wärmend 2–3° | trocknend 1–2°<br>befeuchtend/nährend 2–3° | leicht bitter, süss, aromatisch |
| 101 | **Viscum album**<br>Mistel | kühlend 2–3°<br>wärmend 2–3° | trocknend 1–2°<br>befeuchtend/nährend 3° | bitter, süss, sauer |
| 90 | **Serenoa repens**<br>Sägepalme | kühlend 1–2°<br>wärmend 1° | trocknend 1–2°<br>befeuchtend/nährend 1° | süss, etwas sauer |
| 80 | **Plantago lanceolata**<br>Spitzwegerich | kühlend 3°<br>wärmend 0–1° | trocknend 2°<br>befeuchtend/nährend 0–1° | adstringierend, bitter |
| 50 | **Centaurium umbellatum**<br>Tausendgüldenkraut | kühlend 1°<br>wärmend 3° | trocknend 1°<br>befeuchtend/nährend 2–3° | bitter |

| | | | | |
|---|---|---|---|---|
| **Trocknen und kühlen** | | | | |
| Wirkungspriorität 1 | | | | |
| 83 | **Quercus robur**<br>Stieleiche | kühlend 1°<br>wärmend 1° | trocknend 3°<br>befeuchtend/nährend 0° | adstringierend, leicht bitter |
| 39 | **Alchemilla vulgaris**<br>Frauenmantel | kühlend 2°<br>wärmend 2° | trocknend 2–3°<br>befeuchtend/nährend 1° | bitter, adstringierend |

▶

◄

| | | | | |
|---|---|---|---|---|
| 48 | **Capsella bursa-pastoris**<br>Hirtentäschel | kühlend 3–4°<br>wärmend 1° | trocknend 2–3°<br>befeuchtend/nährend 2° | adstringierend, scharf |
| 46 | **Calendula officinalis**<br>Ringelblume | kühlend 3°<br>wärmend 2° | trocknend 2°<br>befeuchtend/nährend 2–3° | bitter |
| 90 | **Serenoa repens**<br>Sägepalme | kühlend 1–2°<br>wärmend 1° | trocknend 1–2°<br>befeuchtend/nährend 1° | süss, etwas sauer |
| 56 | **Equisetum arvense**<br>Schachtelhalm | kühlend 2–3°<br>wärmend 1–2° | trocknend 2–3°<br>befeuchtend/nährend 1–2° | leicht bitter, leicht süss |
| 89 | **Senna cassia**<br>Sennesblätter | kühlend 2°<br>wärmend 0–1° | trocknend 0–1°<br>befeuchtend/nährend 0–1° | bitter, süss |
| 100 | **Viola tricolor**<br>Stiefmütterchen | kühlend 3°<br>wärmend 1° | trocknend 2°<br>befeuchtend/nährend 2° | sauer, süss, bitter |
| 81 | **Potentilla tormentilla**<br>Blutwurz | kühlend 3°<br>wärmend 1° | trocknend 3°<br>befeuchtend/nährend 1° | adstringierend, bitter |
| 63 | **Hamamelis virginiana**<br>Zaubernuss | kühlend 3°<br>wärmend 1–2° | trocknend 3°<br>befeuchtend/nährend 2° | adstringierend, leicht bitter |
| Wirkungspriorität 2 | | | | |
| 42 | **Arctostaphylos uva-ursi**<br>Bärentraube | kühlend 2–3°<br>wärmend 0° | trocknend 2°<br>befeuchtend/nährend 0° | adstringierend, bitter |
| 92 | **Solidago virgaurea**<br>Goldrute | kühlend 2–3°<br>wärmend 2–3° | trocknend 3°<br>befeuchtend/nährend 1–2° | bitter, adstringierend, leicht scharf |
| 71 | **Matricaria chamomilla**<br>Kamille | kühlend 2–3°<br>wärmend 2–3° | trocknend 1–2°<br>befeuchtend/nährend 2–3° | leicht bitter, süss, aromatisch |
| 101 | **Viscum album**<br>Mistel | kühlend 2–3°<br>wärmend 2–3° | trocknend 1–2°<br>befeuchtend/nährend 3° | bitter, süss, sauer |
| 37 | **Aesculus hippocastanum**<br>Rosskastanie | kühlend 1–2°<br>wärmend 2–3° | trocknend 2–3°<br>befeuchtend/nährend 2° | bitter, adstringierend |
| 86 | **Salvia officinalis**<br>Salbei | kühlend 2–3°<br>wärmend 3° | trocknend 2–3°<br>befeuchtend/nährend 3° | aromatisch, bitter, scharf |
| 34 | **Achillea millefolium**<br>Schafgarbe | kühlend 1–2°<br>wärmend 2–3° | trocknend 2°<br>befeuchtend/nährend 2–3° | scharf, bitter, aromatisch |
| 54 | **Echinacea purpurea**<br>Sonnenhut, roter | kühlend 3°<br>wärmend 0–1° | trocknend 2°<br>befeuchtend/nährend 0–1° | leicht bitter, leicht scharf |
| 80 | **Plantago lanceolata**<br>Spitzwegerich | kühlend 3°<br>wärmend 0–1° | trocknend 2°<br>befeuchtend/nährend 0–1° | adstringierend, bitter |
| 73 | **Melilotus officinalis**<br>Steinklee, echter | kühlend 1–2°<br>wärmend 1–2° | trocknend 2–3°<br>befeuchtend/nährend 1–2° | süss |
| 51 | **Cimicifuga racemosa**<br>Traubensilberkerze | kühlend 2–3°<br>wärmend 2–3° | trocknend 1°<br>befeuchtend/nährend 3° | scharf, leicht bitter, leicht süss |
| 85 | **Salix nigra**<br>Weide, schwarze | kühlend 3–4°<br>wärmend 0–1° | trocknend 3°<br>befeuchtend/nährend 1° | bitter, adstringierend |
| Wirkungspriorität 3 | | | | |
| 60 | **Ginkgo biloba**<br>Ginkgo | kühlend 1–2°<br>wärmend 3° | trocknend 1°<br>befeuchtend/nährend 2–3° | bitter, leicht süss, adstringierend |
| 65 | **Hypericum perforatum**<br>Johanniskraut | kühlend 2–3°<br>wärmend 2–3° | trocknend 1–2°<br>befeuchtend/nährend 2–3° | adstringierend, bitter, sauer, leicht süss |

| Schärfen ausleiten und kühlen | | | | |
|---|---|---|---|---|
| Wirkungspriorität 1 | | | | |
| 57 | **Euphrasia rostkoviana**<br>Augentrost | kühlend 2°<br>wärmend 2° | trocknend 1°<br>befeuchtend/nährend 1° | scharf, sauer, adstringierend, bitter |
| 42 | **Arctostaphylos uva–ursi**<br>Bärentraube | kühlend 2–3°<br>wärmend 0° | trocknend 2°<br>befeuchtend/nährend 0° | adstringierend, bitter |
| 45 | **Betula pendula**<br>Birke | kühlend 1–2°<br>wärmend 0–1° | trocknend 1–2°<br>befeuchtend/nährend 0–1° | bitter, adstringierend |
| 40 | **Althaea officinalis**<br>Eibisch | kühlend 3°<br>wärmend 1° | trocknend 0°<br>befeuchtend/nährend 2–3° | süss, leicht bitter |
| 59 | **Gentiana lutea**<br>Enzian, gelber | kühlend 1–2°<br>wärmend 2–3° | trocknend 0°<br>befeuchtend/nährend 2° | bitter |
| 39 | **Alchemilla vulgaris**<br>Frauenmantel | kühlend 2°<br>wärmend 2° | trocknend 2–3°<br>befeuchtend/nährend 1° | bitter, adstringierend |
| 92 | **Solidago virgaurea**<br>Goldrute | kühlend 2–3°<br>wärmend 2–3° | trocknend 3°<br>befeuchtend/nährend 1–2° | bitter, adstringierend, leicht scharf |
| 88 | **Sambucus nigra**<br>Holunder, schwarzer | kühlend 3°<br>wärmend 2° | trocknend 2°<br>befeuchtend/nährend 1–2° | scharf, leicht bitter |
| 71 | **Matricaria chamomilla**<br>Kamille | kühlend 2–3°<br>wärmend 2–3° | trocknend 1–2°<br>befeuchtend/nährend 2–3° | leicht bitter, süss, aromatisch |
| 96 | **Tropaeolum majus**<br>Kapuzinerkresse, grosse | kühlend 2°<br>wärmend 2° | trocknend 1°<br>befeuchtend/nährend 0–1° | scharf |
| 68 | **Linum usitatissimum**<br>Leinsamen | kühlend 3°<br>wärmend 1–2° | trocknend 0°<br>befeuchtend/nährend 3° | süss |
| 94 | **Taraxacum officinale**<br>Löwenzahn | kühlend 2–3°<br>wärmend 2–3° | trocknend 1–2°<br>befeuchtend/nährend 2–3° | bitter |
| 70 | **Malva sylvestris**<br>Käslikraut / Malve | kühlend 2°<br>wärmend 0° | trocknend 0°<br>befeuchtend/nährend 2–3° | süss, leicht bitter |
| 91 | **Silybum marianum**<br>Mariendistel | kühlend 1–2°<br>wärmend 3° | trocknend 1°<br>befeuchtend/nährend 3° | bitter |
| 75 | **Melissa officinalis**<br>Zitronenmelisse | kühlend 2–3°<br>wärmend 2–3° | trocknend 1°<br>befeuchtend/nährend 3° | aromatisch, bitter, leicht scharf |
| 76 | **Mentha piperita**<br>Pfefferminze | kühlend 2°<br>wärmend 2° | trocknend 0–1°<br>befeuchtend/nährend 2–3° | aromatisch, scharf |
| 46 | **Calendula officinalis**<br>Ringelblume | kühlend 3°<br>wärmend 2° | trocknend 2°<br>befeuchtend/nährend 2–3° | bitter |
| 90 | **Serenoa repens**<br>Sägepalme | kühlend 1–2°<br>wärmend 1° | trocknend 1–2°<br>befeuchtend/nährend 1° | süss, etwas sauer |
| 86 | **Salvia officinalis**<br>Salbei | kühlend 2–3°<br>wärmend 3° | trocknend 2–3°<br>befeuchtend/nährend 3° | aromatisch, bitter, scharf |
| 56 | **Equisetum arvense**<br>Schachtelhalm | kühlend 2–3°<br>wärmend 1–2° | trocknend 2–3°<br>befeuchtend/nährend 1–2° | leicht bitter, leicht süss |
| 82 | **Primula veris**<br>Schlüsselblume | kühlend 1–2°<br>wärmend 2° | trocknend 1°<br>befeuchtend/nährend 2–3° | Blüten: süss, leicht scharf, Wurzel: scharf, bitter |
| 54 | **Echinacea purpurea**<br>Sonnenhut, roter | kühlend 3°<br>wärmend 0–1° | trocknend 2°<br>befeuchtend/nährend 0–1° | leicht bitter, leicht scharf |

▶

| | | | | |
|---|---|---|---|---|
| 80 | **Plantago lanceolata** Spitzwegerich | kühlend 3°<br>wärmend 0–1° | trocknend 2°<br>befeuchtend/nährend 0–1° | adstringierend, bitter |
| 73 | **Melilotus officinalis** Steinklee, echter | kühlend 1–2°<br>wärmend 1–2° | trocknend 2–3°<br>befeuchtend/nährend 1–2° | süss |
| 100 | **Viola tricolor** Stiefmütterchen | kühlend 3°<br>wärmend 1° | trocknend 2°<br>befeuchtend/nährend 2° | sauer, süss, bitter |
| 64 | **Harpagophytum procumbens** Teufelskralle | kühlend 2°<br>wärmend 0–1° | trocknend 2°<br>befeuchtend/nährend 0–1° | bitter |
| 95 | **Thymus vulgaris** Thymian | kühlend 1–2°<br>wärmend 2–3° | trocknend 1–2°<br>befeuchtend/nährend 2–3° | aromatisch, scharf, leicht bitter |
| 81 | **Potentilla tormentilla** Blutwurz | kühlend 3°<br>wärmend 1° | trocknend 3°<br>befeuchtend/nährend 1° | adstringierend, bitter |
| 85 | **Salix nigra** Weide, schwarze | kühlend 3–4°<br>wärmend 0–1° | trocknend 3°<br>befeuchtend/nährend 1° | bitter, adstringierend |
| 63 | **Hamamelis virginiana** Zaubernuss | kühlend 3°<br>wärmend 1–2° | trocknend 3°<br>befeuchtend/nährend 2° | adstringierend, leicht bitter |
| Wirkungspriorität 2 | | | | |
| 53 | **Cynara scolymus** Artischocke | kühlend 1–2°<br>wärmend 2° | trocknend 1°<br>befeuchtend/nährend 2° | bitter, leicht salzig |
| 97 | **Urtica urens** Brennessel | kühlend 1°<br>wärmend 3° | trocknend 2°<br>befeuchtend/nährend 2–3° | scharf |
| 104 | **Zingiber officinale** Ingwer | kühlend 0°<br>wärmend 4° | trocknend 2°<br>befeuchtend/nährend 2° | scharf, aromatisch |
| 65 | **Hypericum perforatum** Johanniskraut | kühlend 2–3°<br>wärmend 2–3° | trocknend 1–2°<br>befeuchtend/nährend 2–3° | adstringierend, bitter, sauer, leicht süss |
| 36 | **Acorus calamus** Kalmus | kühlend 1°<br>wärmend 3° | trocknend 1°<br>befeuchtend/nährend 3° | scharf, aromatisch, bitter |
| 79 | **Petasites hybridus** Pestwurz | kühlend 1°<br>wärmend 2–3° | trocknend 0–1°<br>befeuchtend/nährend 2–3° | leicht bitter, süss |
| 34 | **Achillea millefolium** Schafgarbe | kühlend 1–2°<br>wärmend 2–3° | trocknend 2°<br>befeuchtend/nährend 2–3° | scharf, bitter, aromatisch |
| 89 | **Senna cassia** Sennesblätter | kühlend 2°<br>wärmend 0–1° | trocknend 0–1°<br>befeuchtend/nährend 0–1° | bitter, süss |
| 61 | **Glycyrrhiza glabra** Süssholz | kühlend 3°<br>wärmend 2° | trocknend 1–2°<br>befeuchtend/nährend 3° | süss |
| 50 | **Centaurium umbellatum** Tausendgüldenkraut | kühlend 1°<br>wärmend 3° | trocknend 1°<br>befeuchtend/nährend 2–3° | bitter |
| 44 | **Artemisia absinthium** Wermut | kühlend 0–1°<br>wärmend 2–3° | trocknend 1–2°<br>befeuchtend/nährend 2° | bitter, aromatisch |
| Wirkungspriorität 3 | | | | |
| 43 | **Arnica montana** Arnika | kühlend 1–2°<br>wärmend 3° | trocknend 0°<br>befeuchtend/nährend 3° | leicht bitter, leicht scharf |
| 99 | **Valeriana officinalis** Baldrian | kühlend 2°<br>wärmend 2° | trocknend 0°<br>befeuchtend/nährend 2–3° | bitter, süss |
| 93 | **Symphytum officinale** Beinwell | kühlend 2°<br>wärmend 1–2° | trocknend 0°<br>befeuchtend/nährend 2° | süss, bitter |

| | | | | |
|---|---|---|---|---|
| 83 | **Quercus robur**<br>Stieleiche | kühlend 1°<br>wärmend 1° | trocknend 3°<br>befeuchtend/nährend 0° | adstringierend, leicht bitter |
| 41 | **Angelica archangelica**<br>Engelwurz | kühlend 1°<br>wärmend 3° | trocknend 2–3°<br>befeuchtend/nährend 1–2° | aromatisch, bitter, scharf |
| 60 | **Ginkgo biloba**<br>Ginkgo | kühlend 1–2°<br>wärmend 3° | trocknend 1°<br>befeuchtend/nährend 2–3° | bitter, leicht süss, adstringierend |
| 49 | **Carum carvi**<br>Kümmel | kühlend 0–1°<br>wärmend 3° | trocknend 1°<br>befeuchtend/nährend 2–3° | scharf, süss |
| 67 | **Lavandula angustifolia**<br>Lavendel | kühlend 1°<br>wärmend 2–3° | trocknend 1°<br>befeuchtend/nährend 3° | aromatisch, bitter, leicht scharf |
| 101 | **Viscum album**<br>Mistel | kühlend 2–3°<br>wärmend 2–3° | trocknend 1–2°<br>befeuchtend/nährend 3° | bitter, süss, sauer |
| 102 | **Vitex agnus–castus**<br>Mönchspfeffer | kühlend 1°<br>wärmend 3–4° | trocknend 1–2°<br>befeuchtend/nährend 3–4° | bitter, leicht scharf |
| 78 | **Passiflora incarnata**<br>Passionsblume | kühlend 2°<br>wärmend 1–2° | trocknend 0–1°<br>befeuchtend/nährend 2–3° | leicht bitter |
| 37 | **Aesculus hippocastanum**<br>Rosskastanie | kühlend 1–2°<br>wärmend 2–3° | trocknend 2–3°<br>befeuchtend/nährend 2° | bitter, adstringierend |
| 51 | **Cimicifuga racemosa**<br>Traubensilberkerze | kühlend 2–3°<br>wärmend 2–3° | trocknend 1°<br>befeuchtend/nährend 3° | scharf, leicht bitter, leicht süss |

| **Parasiten eliminieren** | | | | |
|---|---|---|---|---|
| Wirkungspriorität 3 | | | | |
| 44 | **Artemisia absinthium**<br>Wermut | kühlend 0–1°<br>wärmend 2–3° | trocknend 1–2°<br>befeuchtend/nährend 2° | bitter, aromatisch |

# Pflanzenmonografien

# Achillea millefolium
## Schafgarbe

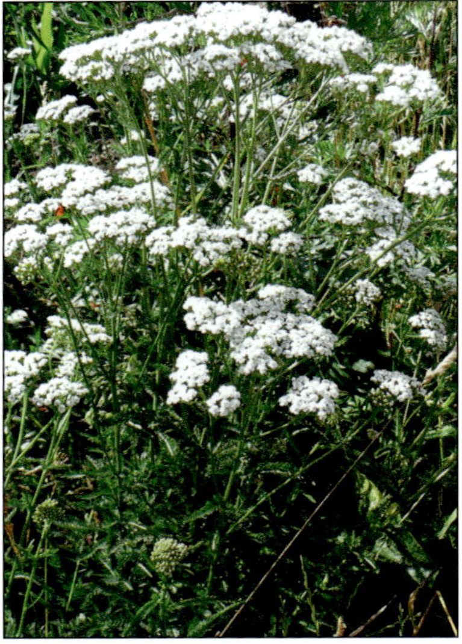

**Familie:** Asteraceae, Korbblütengewächse

**Herkunft:** Heimisch in Zentral- und Südosteuropa

**Pflanzenteile:** oberirdische Teile

**Humorale Qualität:** kühlend 1–2°, wärmend 2–3°, trocknend 2°, befeuchtend/nährend 2-3°

**Geschmack:** scharf, bitter, aromatisch

**Eigenschaften:** spasmolytisch / krampflösend, antiinflammatorisch / entzündungshemmend, diuretisch / harntreibend, diaphoretisch / schweisstreibend, carminativ / blähungs- und gärungswidrig, cholagog / galletreibend, blutreinigend, Progesteron- und Gestagenbildung anregend

**Inhaltsstoffe:** Ätherisches Öl wechselnder Zusammensetzung, abhängig z. B. von der Herkunft der Pflanze oder dem Erntezeitpunkt. Etwa 100 Verbindungen wurden bisher identifiziert: Pinen, Sabinen, Cineol u. a. Monoterpene; Chamazulen bzw. Vorstufen (Proazulene wie Achillicin) u. a. Sesquiterpenlactone; Flavonoide, Cumarine, Polyine, Salicylsäure-Derivate, Gerbstoffe

## Wirkung

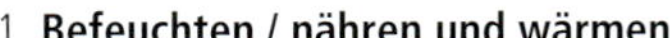

### 1 Befeuchten / nähren und wärmen

Angina pectoris, Claudicatio intermittens, Durchblutungsstörungen peripher, Blutzirkulation vermindert, Hypertonie, Bluthochdruck, Varizen, Krampfadern, Hämorrhoiden, Verletzung, Verstauchung, Narbenbildung schlecht, Depressionen, Launenhaftigkeit, Melancholie, Mutlosigkeit, Darmkrämpfe, Magenkrämpfe, Spannungsgefühl im Epigastrium, Wadenkrämpfe, Morbus Raynaud, Verdauungsschwäche und daraus entstehender Blutmangel, Anorexie, Magersucht, Appetitlosigkeit, Dyspeptische Beschwerden, Flatulenz, Blähungen, Völlegefühl, Harninkontinenz, Blasenschwäche, PMS, Prämenstruelles Syndrom, Dysmenorrhö, Menstruationsblutung schmerzhaft mit Rückenschmerzen, Kopfschmerzen, Amenorrhö, Menstruationsblutung ausbleibend, Asthma, Akne, Haut unrein, Seborrhö, Haut fettig

### 1 Trocknen und wärmen

Schwellung, Fluor vaginalis, Ausfluss, Uterusblutung, Zwischenblutung, Lungenblutung, Darmblutung, Nierenblutung, Magenblutung, Epistaxis, Nasenbluten, Geburtsblutung, Blutung nach der Geburt, Abtreibungsblutung, Fehlgeburt, Wunde blutend, Endometriose

### 2 Befeuchten / nähren und kühlen

Gastritis, Magenschleimhautentzündung, Palpitationen, Thrombophlebitis, Phlebitis, Venenentzündung mit thrombischem Verschluss

### 2 Trocknen und kühlen

Endometritis (innerlich und Sitzbad)

2 **Schärfen ausleiten und kühlen**

Erkältung, Husten, Schnupfen, Sinusitis, Rhinitis, Nasenschleimhautentzündung, Grippe, Fieber, Malaria, Bronchitis, Zervizitis, Toxine, Hautulzera, Fisteln

**Kontraindikationen:** Nicht während der Schwangerschaft anwenden.

**Nebenwirkungen:** Kann allergische Hautreaktionen auslösen.

# Acorus calamus
## Kalmus

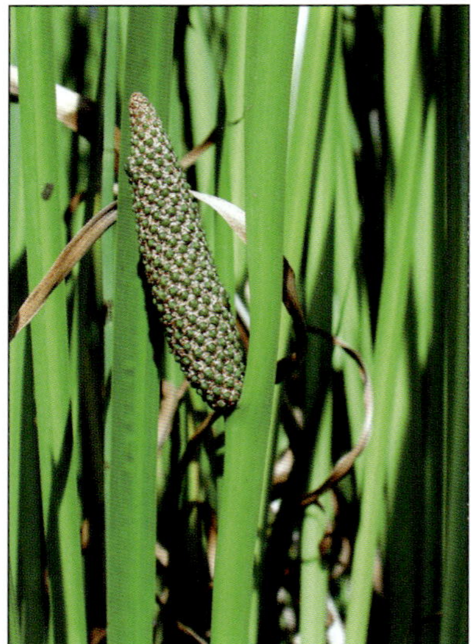

**Familie:** Araceae, Aronstabgewächse

**Herkunft:** Heimisch wahrscheinlich in Nordamerika und Indien, heutzutage auf der ganzen Welt verbreitet

**Pflanzenteile:** Wurzelstock

**Humorale Qualität:** kühlend 1°, wärmend 3°, trocknend 1°, befeuchtend/nährend 3°

**Geschmack:** scharf, aromatisch, bitter

**Eigenschaften:** stimulierend, carminativ / blähungs- und gärungswidrig, sekretolytisch / schleimlösend, expectorierend / auswurffördernd, emetisch / brechreizfördernd, adstringierend / zusammenziehend, anregend, trocknend

**Inhaltsstoffe:** Ätherisches Öl mit den Phenylpropanen Beta-Asaron (cis-Isoasaron) und Isoeugenolmethylether; Monoterpene wie Decadienal (geruchsbestimmend) und Sesquiterpene wie Acoron (bitter), ebenfalls bitter das Glykosid Acorin; Gerbstoffe. Die verschiedenen Herkünfte der Drogen unterscheiden sich ausser in ihrer Chromosomenzahl auch in der Zusammensetzung des ätherischen Öles. So ist das Öl der amerikanischen Sippe frei von Beta-Asaron, die asiatische hat einen hohen Gehalt, die europäische etwas weniger

## Wirkung

### 1 Befeuchten/nähren und wärmen

Konzentrationsstörungen, Gedächtnisschwäche, Vergesslichkeit, Autismus, Bewusstseinstrübung, Wahnvorstellung, Sprachstörungen, Aphasie nach einem Hirnschlag, Depressionen, Schock, Koma, Hörschwäche, Schwindel, Sinne getrübt, Sorgen, Verdauungsschwäche, Dyspeptische Beschwerden, Verdauungsenzym vermindert, Fermentationsmangel gastrointestinal, Spannungsgefühl im Epigastrium, Bauchkolik, Bauchkrämpfe, Appetitlosigkeit, Magensäuremangel, Anorexie, Magersucht, Schwäche chronisch, Atem oberflächlich, Knochenbrüche, Knochenschwäche, Osteoporose-Prophylaxe, Knochenschwund-Prophylaxe, Wachstumsschmerzen, Rachitis, Haarausfall, Nervosität, Spannung nervlich bedingt, Räusperzwang, Suchtneigung, Nikotinsucht, Nierengries, Nephrolithiasis, Nierensteine, Gicht, Lungenschleim, Hustenkrampf

### 2 Schärfen ausleiten und kühlen

Knochenfistel, Zystitis, Blasenentzündung, Säure-Basen-Haushalt-Störungen, Übersäuerung des Körpers, Rheuma

**Nebenwirkungen:** Bei langzeitiger Verabreichung indischer Kalmusöle (tetraploide Rasse, über 80% beta-Asaron im ätherischen Öl) traten an Ratten maligne Tumore auf.

# Aesculus hippocastanum

## Rosskastanie

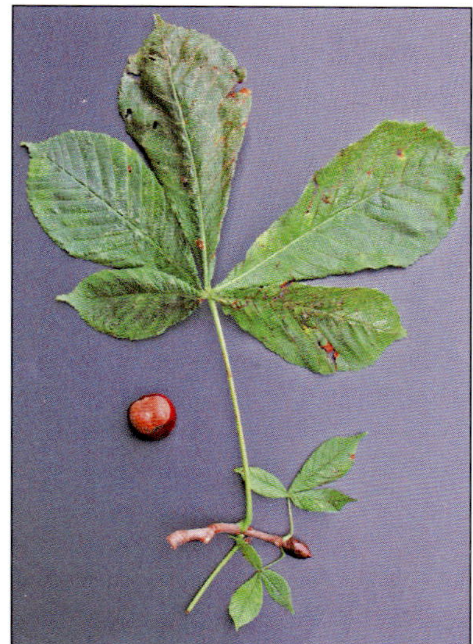

**Familie:** Hippocastanaceae, Rosskastaniengewächse

**Herkunft:** Heimisch in den Bergen Griechenlands, Bulgarien, Kaukasus, Nordiran und Himalaya, kultiviert in ganz Europa

**Pflanzenteile:** Samen und Rinde

**Humorale Qualität:** kühlend 1–2°, wärmend 2–3°, trocknend 2–3°, befeuchtend/nährend 2°

**Geschmack:** bitter, adstringierend

**Eigenschaften:** adstringierend / zusammenziehend, vasokonstriktiv / gefässverengend, venentonisierend, blutungsstillend, antiödematös, antithrombotisch, hyperämisierend / durchblutungsfördernd, antiinflammatorisch / entzündungshemmend, granulationsfördernd / wundheilend, sekretolytisch / schleimlösend, expectorierend / auswurffördernd, spasmolytisch / krampflösend

**Inhaltsstoffe:** Komplex aus Triterpensaponin-Glykosiden (Aescin), Flavonoide, Proanthodyanidine, Catechingerbstoffe. In den Blättern und der Rinde auch Oxycumaringlykoside wie Aesculin, Fraxin und Scopolin

## Wirkung

### 1 Befeuchten / nähren und wärmen

Krampfadern, Varizen, Blutungsneigung der Tracheavarizen, Blutung subkutan, Hämorrhoiden, Rektumprobleme, Pfortaderstau, Krämpfe, Kopfschmerzen, Migräne, Gallenflussstau, Wadenkrämpfe, Beine schwere, Beinschmerzen, Thrombose, venöse Stauung im kleinen Becken, Claudicatio intermittens, Gangrän, Neuralgie, Gicht

### 1 Trocknen und wärmen

Cellulite, Prostataadenom, Prostatahyperplasie, Prostatahypertrophie, Prostatavergrösserung, Harnverhalten, Analprolaps, Uterusprolaps, Organsenkungen, Diarrhö, Durchfall, Leukorrhö, Metrorrhagie, Zwischenblutung, Menorrhagie, Menstruationsblutung stark und lang, Blutungsneigung, Ödeme, Lungenschleim, Husten chronisch, Bronchitis chronisch, Nasenkatarrh, Rachenkatarrh, Rheuma, Gelenkrheuma der kleinen Gelenke

### 2 Befeuchten / nähren und kühlen

Phlebitis, Venenentzündung, Beingeschwür, Ulkus cruris, Beine offene

### 2 Trocknen und kühlen

Blutung innere und äussere, Menstruationsblutung verfrüht, Enteritis, Colitis, Darmentzündung

### 3 Schärfen ausleiten und kühlen

Gastritis, Dysenterie, Magenschleimhautentzündung, Bronchitis

►

◄

**Kontraindikationen:** Bei Magenerkrankungen. Bei Nierenfunktionsstörungen.

**Nebenwirkungen:** Bei empfindlichen Patienten können Schleimhautreizungen des Magen-Darm-Traktes auftreten, Nierenfunktionseinschränkungen können verstärkt werden, auch Hautjucken wurde beobachtet. Bei Aufnahme grosser Mengen an Rosskastaniensamen (beim Kind 5 Samen) kann es zu Erbrechen, Durchfall, starkem Durst, Rötung des Gesichts, Pupillenerweiterung, Seh- und Bewusstseinsstörungen kommen. Die Therapie von Vergiftungen besteht nach Magen- und Darmentleerung (Magenspülung, Natriumsulfat) und Gabe von Aktivkohle in der Behandlung der Krämpfe mit Diazepam, der Koliken mit Atropin und eventuell auftretender Acidose mit Natriumbicarbonatinfusionen. Gegebenenfalls sind Intubation und Sauerstoffbeatmung nötig.

# Alchemilla vulgaris

## Frauenmantel, gelbgrüner

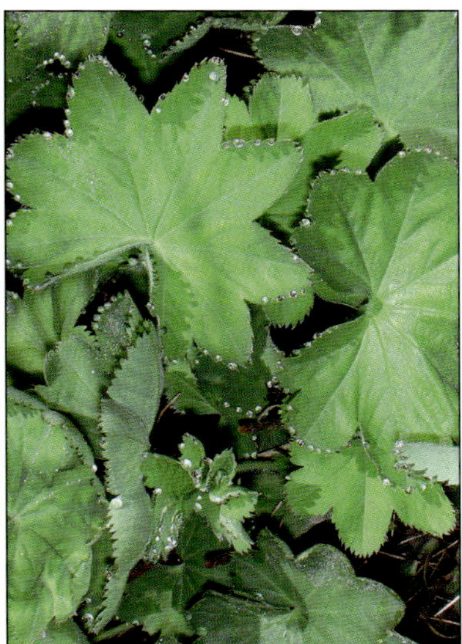

**Familie:** Rosaceae, Rosengewächse

**Herkunft:** Heimisch in der gesamten nördlichen Hemisphäre von Nordamerika, Europa, Grönland über Kaukasus, Himalaya bis Sibirien

**Pflanzenteile:** oberirdische Teile

**Humorale Qualität:** kühlend 2°, wärmend 2°, trocknend 2–3°, befeuchtend/nährend 1°

**Geschmack:** bitter, adstringierend

**Eigenschaften:** adstringierend / zusammenziehend, antipyretisch / fiebersenkend, reinigend, trocknend, blutungsstillend, antiinflammatorisch / entzündungshemmend, sedierend / beruhigend, granulationsfördernd / wundheilend, obstipierend / durchfallhemmend, Progesteron- und Gestagenbildung anregend

**Inhaltsstoffe:** Gerbstoffe, darunter Ellagitannine wie Agrimonin und Laevigatin F; Flavonoide. Wirkstoffe noch unbekannt

## Wirkung

1 **Trocknen und wärmen**

Prolaps, Organsenkungen, Uterusprolaps, Analprolaps, Hernie, Bänderschwäche, Bindegewebeschwäche, Unterleibserschlaffung, Endometriose, Menstruationsblutung unregelmässig, Hypermenorrhö, Menstruationsblutung stark, Menorrhagie, Menstruationsblutung stark und lang, Metrorrhagie, Zwischenblutung, Dysmenorrhö, Menstruationsblutung schmerzhaft, Fehlgeburt

1 **Trocknen und kühlen**

Leukorrhö, Fluor vaginalis, Ausfluss, Entzündung im Becken, Ausschlag, Dermatitis, Ekzem nässend, Karbunkel, Furunkel, Abszess, Hämaturie, Blut im Urin, Zahnfleischbluten, Wunde blutend, Abtreibungsblutung, Traumata im Genitalbereich, Operation

1 **Schärfen ausleiten und kühlen**

Zervizitis, Eileiterentzündung, Adnexitis, Eierstockentzündung, Zystitis, Blasenentzündung, Enteritis, Colitis, Diarrhö, Durchfall

2 **Befeuchten/nähren und kühlen**

Menopausensyndrom, Wechseljahrbeschwerden, Klimakterium, Insomnia, Schlaflosigkeit, Hitzewallungen, Unruhe nervlich bedingt, Reizbarkeit, Kopfschmerzen

3 **Befeuchten/nähren und wärmen**

Appetitlosigkeit, Magenleiden

**Kontraindikationen:** Nicht während der Schwangerschaft anwenden.

# Althaea officinalis

## Eibisch

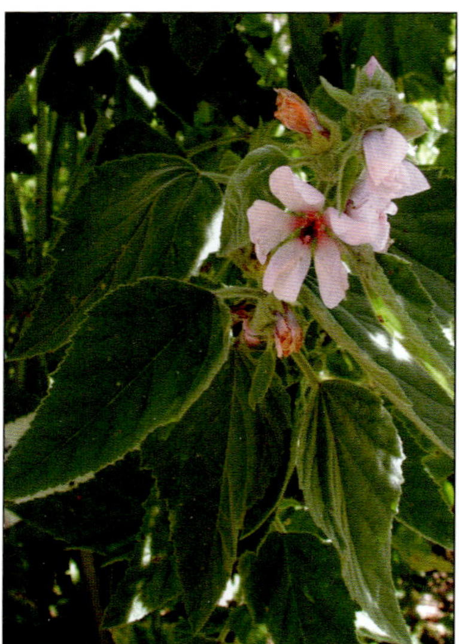

**Familie:** Malvaceae, Malvengewächse

**Herkunft:** Heimisch in Asien und Südosteuropa

**Pflanzenteile:** Wurzel

**Humorale Qualität:** kühlend 3°, wärmend 1°, trocknend 0°, befeuchtend/nährend 2–3°

**Geschmack:** süss, leicht bitter

**Eigenschaften:** nährend, befeuchtend, stoffwechselanregend, diuretisch / harntreibend, schleimhautreizungsmildernd, granulationsfördernd / wundheilend, laxierend / abführend

**Inhaltsstoffe:** Schleimstoffe (Mukopolysaccharide) vor allem aus Galacturonorhammanen und Arabinogalactanen; in den Wurzeln auch Pektine und Stärke

## Wirkung

### 1 Befeuchten / nähren und kühlen

Mundtrockenheit, Rachentrockenheit, Zungenbrennen, Aphte, Schleimhautreizung, Husten trocken (Mazerat/Kaltauszug), Husten unproduktiv, Reizhusten (Wurzel kauen), Husten mit zähem Schleim, Bronchitis, Asthma bronchiale, Heiserkeit, Stuhltrockenheit, Obstipation, Verstopfung, Gastritis chronisch atrophisch, Magenschleimhautentzündung, Morbus Crohn, Colitis ulcerosa, Reizdarm, Strangurie, Harndrang schmerzhaft, Dysurie, Urinieren erschwert, Harnverhalten, Urinieren schmerzhaft, Hämaturie, Blut im Urin, Darmblutung, Epistaxis, Nasenbluten, Hämatemesis, Bluterbrechen, Blut im Sputum, Hämoptyse, Bluthusten, Insektenstich, Nachmittagsfieber, Durst

### 1 Schärfen ausleiten und kühlen

TBC, Tuberkulose, Akne, Karbunkel, Furunkel, Pertussis, Keuchhusten, Pneumonie, Lungenentzündung, Laryngitis, Pharyngitis, Pleuritis, Brustfellentzündung, Rippenfellentzündung, Entzündung des Urogenitaltraktes, Zystitis, Blasenentzündung, Urethritis, Harnröhrenentzündung, Stomatitis, Mundschleimhautentzündung, Gingivitis, Zahnfleischentzündung, Mundulzeration, Mundinfekt chronisch, Pharyngitis, Rachenentzündung, Ösophagitis, Speiseröhrenschleimhautentzündung, Gastritis, Magenschleimhautentzündung, Ulkus ventriculi, Ulkus duodeni, Colitis, Darmentzündung, Dysenterie, Diarrhö, Durchfall, Enteritis, Konjunktivitis, Bindehautentzündung (Kompressen), Gangrän, Sepsis, Blutvergiftung, Geschwür, Urtikaria, Nesselfieber

### 3 Befeuchten / nähren und wärmen

Diabetes mellitus, Hiatushernie, Zwerchfellbruch, Nephrolithiasis, Nierensteine, Nierenkolik

# Angelica archangelica

## Engelwurz

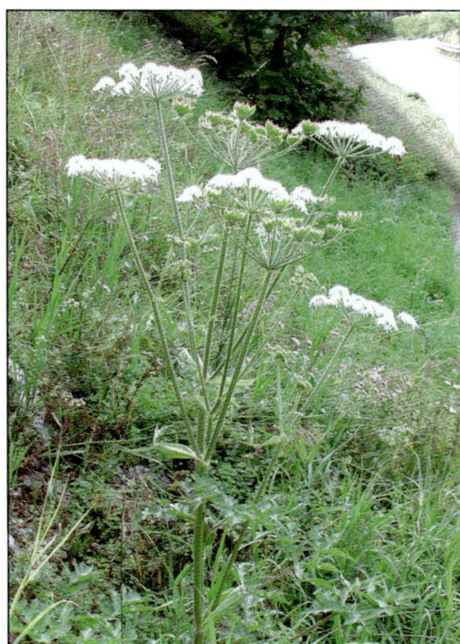

**Familie:** Apiaceae, Doldenblütengewächse

**Herkunft:** Heimisch in Nordeuropa und Asien, ansonsten Anbau

**Pflanzenteile:** Wurzel

**Humorale Qualität:** kühlend 1°, wärmend 3°, trocknend 2–3°, befeuchtend/nährend 1–2°

**Geschmack:** aromatisch, bitter, scharf

**Eigenschaften:** carminativ / blähungs- und gärungswidrig, stimulierend, emmenagog / menstruationsfördernd, diaphoretisch / schweisstreibend, expectorierend / auswurffördernd, bewegend, spasmolytisch / krampflösend, harmonisierend, antipyretisch / fiebersenkend, Östrogenbildung anregend (Östriol, Östrol, Östradiol, in den Ovarien gebildet)

**Inhaltsstoffe:** Ätherisches Öl mit Phellandren, Pinen u.a. Monoterpenen; bitter schmeckende Sesquiterpene, macrocyclische Lactone (geruchsbestimmend), Cumarine, reichlich Furocumarine

## Wirkung

### 1 Befeuchten/nähren und wärmen

Krankheit chronisch, Schwäche, Kältegefühl, Müdigkeit, Abgeschlagenheit, Energiemangel, Erschöpfung, Kraftlosigkeit, Urvertrauen vermindert, Sorgen, Kummer, Gallenflussstau, Rückenschmerzen, Zahnschmerzen neuralgisch, Kopfschmerzen, Angina pectoris, Herzrhythmusstörungen, Asthma bronchiale spastisch, Blutzirkulation vermindert, Durchblutungsstörungen des Gehirns, Apoplexie-Prophylaxe, Schlaganfall-Prophylaxe, Durchblutungsstörungen des Beckens, Plazentaretention, Festhalten der Plazenta, Nachgeburt austreibend, Dysmenorrhö, Menstruationsblutung schmerzhaft, Amenorrhö, Menstruationsblutung ausbleibend, PMS, Prämenstruelles Syndrom, Reizbarkeit, Depressionen, Geburt verlangsamt (präventiv und kurativ), Östrogenbildung vermindert, Cor nervosum, vegetative Dystonie mit Neigung zu kalten Extremitäten, Anorexie, Magersucht, Appetitlosigkeit, Gicht

### 1 Trocknen und wärmen

Husten mit weissem Schleim, Husten mit zähem Schleim, Keuchen, Cholesterinwert erhöht, Verdauungsschwäche, Flatulenz, Blähungen, Darmgurgeln, Borborygmus, Bauchgurgeln, Kälteschmerzen im Epigastrium, Kolik, Abdominalschmerzen, Bauchschmerzen, Stuhl lose, Stuhl verschleimt, Diarrhö, Durchfall, Schweregefühl des Körpers, Kopf schwer, Schweregefühl

### 3 Schärfen ausleiten und kühlen

Erkältung, Grippe, Gastritis chronisch, Magenschleimhautentzündung, Enteritis chronisch, Colitis chronisch, Darmentzündung chronisch, Pankreasentzündung chronisch, Bronchitis, Fieber, rheumatische Erkrankungen, Rheuma, Neuralgie

**Kontraindikationen:** Bei Magen- und Darmgeschwüren.

# Arctostaphylos uva-ursi

## Bärentraube

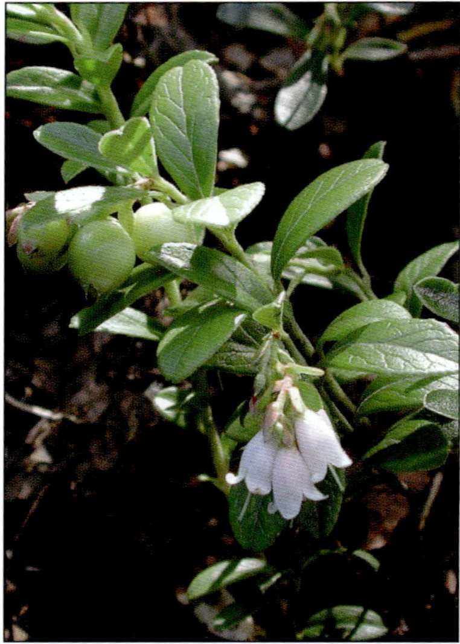

**Familie:** Ericaceae, Heidekrautgewächse

**Herkunft:** Heimisch in Mitteleuropa, Skandinavien und Sibirien

**Pflanzenteile:** Blätter, junge Zweigspitzen

**Humorale Qualität:** kühlend 2–3°, wärmend 0°, trocknend 2°, befeuchtend/nährend 0°

**Geschmack:** adstringierend, bitter

**Eigenschaften:** diuretisch / harntreibend, adstringierend / zusammenziehend, antiseptisch / desinfizierend / keimtötend, trocknend, kühlend

**Inhaltsstoffe:** Phenolglykoside Arbutin und Methylarbutin (5-16%); Gerbstoffe, Flavonoide, Iridoide

## Wirkung

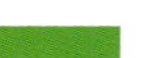

### 1 Schärfen ausleiten und kühlen

Harnwegsinfekt, Zystitis, Blasenentzündung, Hämaturie, Blut im Urin, Niereninfekt, Pyelitis, Nierenbeckenentzündung, Pyelonephritis, Nephritis, Nierenentzündung, Geburtsinfekt-Prophylaxe, Infekt nach der Geburt, Urin eitrig, Urin trüb, Hämaturie mit Schleim, Candida albicans, Pilzerkrankungen, Gonorrhö

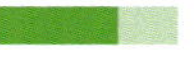

### 2 Trocknen und kühlen

Leukorrhö, Enuresis nocturna, Nykturie, nächtliches Urinieren speziell bei Kindern, Uterusblutung abnormale

**Kontraindikationen:** Nicht während der Schwangerschaft, Stillzeit und bei Kindern unter 12 Jahren anwenden. Nicht länger als 7 Tage anwenden.

**Nebenwirkungen:** Der hohe Gerbstoffgehalt kann bei magenempfindlichen Personen Übelkeit und Erbrechen auslösen. Die desinfizierende Wirkung des in den Harnwegen freigesetzten Hydrochinons tritt vorwiegend im alkalischen Milieu auf. Deshalb sollten harnsäuerebildende Arzneimittel und Nahrungsmittel vermieden werden. Die Alkalisierung des Urins kann nötigenfalls mit Natriumhydrogencarbonat (6-8 g Tagesdosis) herbeigeführt werden.

# Arnica montana
## Arnika

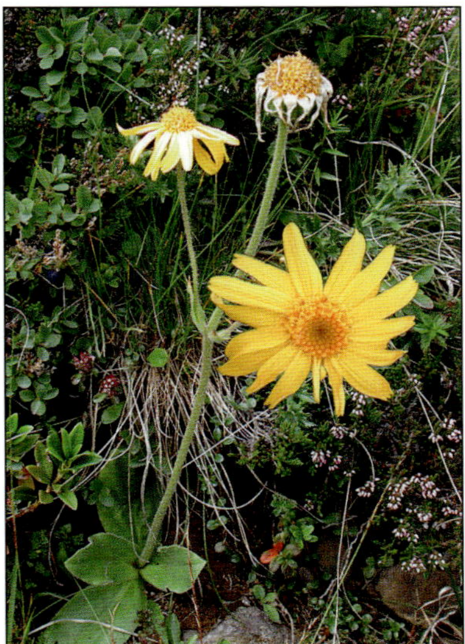

**Familie:** Asteraceae, Korbblütengewächse

**Herkunft:** Heimisch von Skandinavien bis Südeuropa, Südrussland und Mittelasien

**Pflanzenteile:** Blüten, Wurzel, ganze Pflanze

**Humorale Qualität:** kühlend 1–2°, wärmend 3°, trocknend 0°, befeuchtend/nährend 3°

**Geschmack:** leicht bitter, leicht scharf

**Eigenschaften:** zytotoxisch, stimulierend, entspannend, aufbauend, erwärmend, adstringierend / zusammenziehend, bewegend, trocknend, hyperämisierend / durchblutungsfördernd, antiseptisch / desinifzierend / keimtötend, antimykotisch / wirksam gegen Pilzinfektionen, analgetisch / schmerzstillend, antiinflammatorisch / entzündungshemmend

**Inhaltsstoffe:** Sesquiterpenlactone, besonders Helenalin und Dihydrohelenalin sowie deren Ester; ätherisches Öl, Flavonoide, Cumarine, Phenolcarbonsäuren

## Wirkung

### 1 Befeuchten / nähren und wärmen

Innerlich: spagyrisch: Angina pectoris, Herzerkrankungen koronar, Arteriosklerose, Blutzirkulation vermindert, Durchblutungsstörungen zerebral, Hemiplegie nach Apoplexie, Hämatom im Körperinneren (spagyrisch einnehmen und gurgeln), Brustenge, Herzinsuffizienz, Kreislaufschwäche, Hypotonie, Bluttiefdruck, Bradykardie, Herzschlag verlangsamt, Palpitationen, Herzklopfen, Müdigkeit, Abgeschlagenheit, Energiemangel, Schwächeanfall, Erschöpfung, Föhnempfindlichkeit, Bronchialasthma, Lungenemphysem, Pertussis, Keuchhusten, Hypertonie, Bluthochdruck;

äusserlich: Unfallfolgen, Verletzung stumpf, Verstauchung, Zerrung, Prellung, Quetschung, Distorsion, Verrenkung, Knochenbrüche, Bluterguss, Hämatom, Gehirnerschütterung (Umschläge auf Nacken und Kopf und innerliche Einnahme), Frakturödeme, Wundheilung schlecht, Insektenstich, Ulkus cruris, Beine offene, Paralyse, Lähmung, kalte Füsse, Tinnitus (getränkter Wattebausch in Gehörgang), Myalgie, Muskelschmerzen, Gelenkschmerzen, Lumbago, Ischias, Rheuma

### 3 Schärfen ausleiten und kühlen

äusserlich: Tinktur zum Gurgeln oder als Wickel: Kehlkopfentzündung, Angina tonsillaris, Tonsillitis, Mandelentzündung, Stomatitis, Mundschleimhautentzündung, Pharyngitis, Rachenentzündung, Heiserkeit, Bursitis, Schleimbeutelentzündung, Periostitis, Knochenhautentzündung, Sehnenscheidenentzündung, Phlebitis, Venenentzündung, Furunkel, Karbunkel, Abszess, Eiterung, Herpes labialis, Gelenkentzündung, Schulterschmerzen, Epicondylitis, Tennisellbogen, Thrombophlebitis, Phlebitis, Venenentzündung mit thrombischem Verschluss, rheumatische Arthritis, Gicht

**Kontraindikationen:** Nicht während der Schwangerschaft anwenden. Vorsicht bei Herzinfarkt und Angina pectoris, kann Herzrhythmusstörungen auslösen.

**Nebenwirkungen:** Innerlich bei zu hoher Dosierung: Schädigung der Schleimhäute, Magenschmerzen, Tenesmen, anhaltender spastischer, schmerzhafter Harn- und Stuhldrang, Diarrhö, Tachykardie, Zittern, Schwindel, Herzrhythmusstörungen. Äusserlich: allergische Hautreaktionen, ödematöse Dermatitis mit Blasenbildung. Tinktur mindestens 1:10 verdünnen.

# Artemisia absinthium

## Wermut

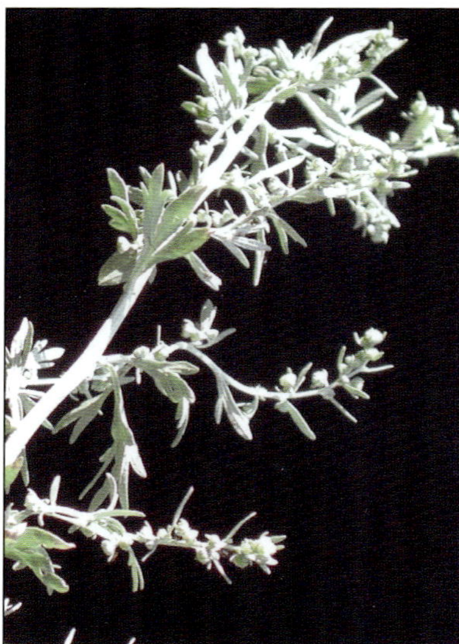

**Familie:** Asteraceae, Korbblütengewächse

**Herkunft:** Heimisch in Europa, Nordafrika, Teile Asiens, Nord- und Südamerika

**Pflanzenteile:** Blätter

**Humorale Qualität:** kühlend 0–1°, wärmend 2–3°, trocknend 1–2°, befeuchtend/nährend 2°

**Geschmack:** bitter, aromatisch

**Eigenschaften:** stoffwechselanregend, antimikrobiell, cholagog / galletreibend, choleretisch / lebergallefördernd, emmenagog / menstruationsfördernd, adstringierend / zusammenziehend, anthelminthisch / gegen Würmer

**Inhaltsstoffe:** Ätherisches Öl mit bis zu 80% Thujon und wechselnden Mengen Chamazulen, das sich bei der Wasserdampfdestillation aus Vorstufen bildet; bittere Sesquiterpenlactone wie Absinthin, Artabsin und Matricin; Flavonoide

### Wirkung

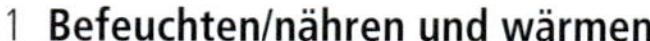

1 **Befeuchten/nähren und wärmen**

Appetitlosigkeit, Flatulenz, Blähungen, Verdauungsschwäche, Magenerschlaffung, Darmerschlaffung, Nahrungsmittelunverträglichkeit, Medikamentenunverträglichkeit, Ikterus, Gelbsucht, Gallenflussstau, Cholelithiasis, Gallensteine, Leberschmerzen, CFS, Chronic Fatigue Syndrom, Magenkrämpfe, Menstruationsblutung unregelmässig, Menstruationsblutung schwach, PMS, Prämenstruelles Syndrom, Reizbarkeit, Depressionen, Kopfschmerzen, Gicht

2 **Trocknen und wärmen**

Fluor vaginalis, Ausfluss, Leukorrhö, Mykosen chronisch, Fibromyalgie

2 **Schärfen ausleiten und kühlen**

Gebärmutterentzündung chronisch, Zystitis chronisch, Blasenentzündung, Candida albicans, Pilzerkrankungen

3 **Parasiten eliminieren**

Helminthen, Spulwürmer, Madenwürmer

**Kontraindikationen:** Nicht während der Schwangerschaft anwenden.

# Betula pendula
## Birke

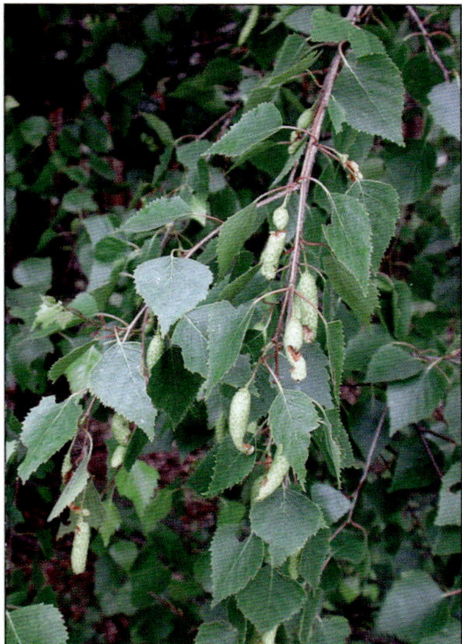

**Familie:** Betulaceae, Birkengewächse

**Herkunft:** Heimisch in Europa im nördlichen Mittelmeerraum und in Sibierien

**Pflanzenteile:** junge Blätter, Knospen

**Humorale Qualität:** kühlend 1–2°, wärmend 0–1°, trocknend 1–2°, befeuchtend/nährend 0–1°

**Geschmack:** bitter, adstringierend

**Eigenschaften:** diuretisch / harntreibend, antiinflammatorisch / entzündungshemmend, blutreinigend, entsäuernd, cholagog / galletreibend

**Inhaltsstoffe:** In den Blättern Flavonoide, vor allem Hyperosid und Quercitrin; in Spuren ätherisches Öl mit Sesquiterpenoxiden, Triterpenalkoholester mit saponinähnlicher Wirkung, Proanthocyanidine, Kaliumsalze, Ascorbinsäure. Im Birkenteer Guajakol, Kresol, Brenzcatechin u. a. Phenole

### Wirkung

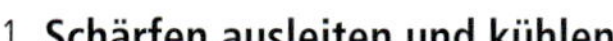

1 **Schärfen ausleiten und kühlen**

Zystitis, Blasenentzündung, Eiterung, Furunkel, Aphte, Mundfäule, Konjunktivitis, Bindehautentzündung, Augenrötung, Rheuma, Arthritis, Gelenkschmerzen, Gicht, Harnsäurewert erhöht, Ikterus, Gelbsucht, Ekzem, Dermatitis, Ausschlag

1 **Trocknen und wärmen**

Ödeme, Lymphflussstau

2 **Befeuchten / nähren und wärmen**

Nephrolithiasis, Nierensteine, Nierengries

**Kontraindikationen:** Nicht bei Ödemen infolge eingeschränkter Herz- und/oder Nierenfunktion einsetzen.

**Nebenwirkungen:** Nebenwirkungen sind bei Blättern und Knospen nicht bekannt.

# Calendula officinalis
## Ringelblume

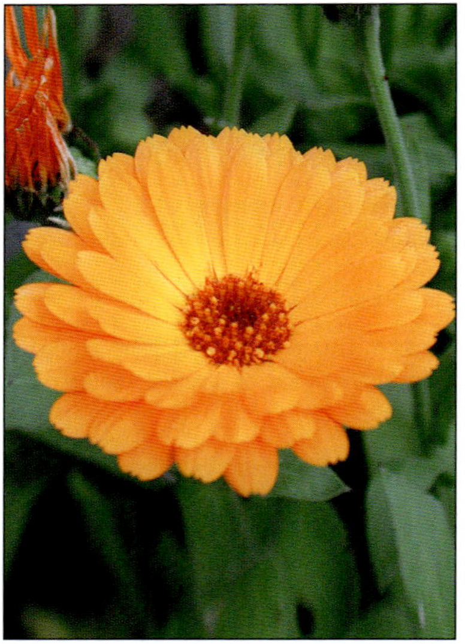

**Familie:** Asteraceae, Korbblütengewächse

**Herkunft:** Heimisch in Süd- und Mitteleuropa, Asien, Nordamerika

**Pflanzenteile:** oberirdische Teile

**Humorale Qualität:** kühlend 3°, wärmend 2°, trocknend 2°, befeuchtend/nährend 2–3°

**Geschmack:** bitter

**Eigenschaften:** entgiftend, emmenagog / menstruationsfördernd, antiinflammatorisch / entzündungshemmend, granulationsfördernd / wundheilend, cholagog / galletreibend, anaphrodisiak /geschlechtstriebhemmend, Prolaktin hemmend, Hypothlamus-Hypophys- Corpus luteum wirksam, Progesteronbildung anregend, Östrogenbildung anregend (Östriol, Östrol, Östradiol, in den Ovarien gebildet)

**Inhaltsstoffe:** Triterpenalkohole wie Faradiol und Taraxasterol; Triterpensaponine (Oleanolsäureglykoside), ätherisches Öl mit Cadinol als Hauptbestandteil, Carotinoide, Flavonoide, Polysaccharide

## Wirkung

### 1 Schärfen ausleiten und kühlen

innerlich: Fieber, Toxine, Entzündung der inneren Organe, Enteritis, Darmentzündung, Colitis ulcerosa, Gastritis, Magenschleimhautentzündung, Duodenitis, Colitis, Reizdarm, Divertikulitis, Mastdarmentzündung, Pankreasentzündung, Magengeschwür, Darmgeschwür, Stomatitis, Mundschleimhautentzündung, Pharyngitis, Rachenentzündung, Lymphdrüsenentzündung, Lymphadenitis, Angina tonsillaris, Tonsillitis, Mandelentzündung, Phlebitis, Venenentzündung, Masern (Exanthembildung fördernd), Furunkel, Leberintoxikation, Genitalentzündung, Ovaritis, Eierstockentzündung, Endometritis, Milchgangentzündung, Darmmykosen, Pilzerkrankungen, Candida albicans;

äusserlich: Wundheilung schlecht, Ulkus cruris, Beine offene, Hautentzündung, Veneninsuffizienz, Varizen, Krampfadern, Analekzem, Ausschlag, Ekzem, Dermatitis, Haut rau, Pubertätsakne, Bienenstich, Frostbeule, Wunde, Proktitis, Mastdarmentzündung, Analentzündung, Konjunktivitis, Bindehautentzündung, Pilzerkrankungen, Candida albicans

### 1 Befeuchten / nähren und wärmen

Krebstherapie-Begleitung, Oligomenorrhö, Menstruationsblutung verspätet, Blutzirkulation vermindert, Durchblutungsstörungen, Blutklumpen, Unterleibschmerzen, Verletzung, Narbenverhärtung, Angina pectoris, Verdauungsschwäche, Appetitlosigkeit, Flatulenz, Blähungen, Übelkeit, Erbrechen, Stuhl weich, Diarrhö, Durchfall, Leberzirrhose, Gallenflussstau, Hämorrhoiden, Varizen, Krampfadern, Müdigkeit, Abgeschlagenheit, Energiemangel, Erschöpfung, Antriebslosigkeit, PMS, Prämenstruelles Syndrom, Reizbarkeit, Dysmenorrhö, Menstruationsblutung schmerzhaft, Brustdrüsenverhärtung, Struma, Kropf, Pubertätsakne

### 1 Trocknen und kühlen

Hämorrhoiden blutend, Diarrhö, Durchfall, Fluor vaginalis, Ausfluss

2 **Trocknen und wärmen**
Lymphflussstau, Lymphdrüsenschwellung

**Nebenwirkungen:** Bei häufigem Hautkontakt besteht geringes Sensibilisierungspotenzial.

# Capsella bursa-pastoris
## Hirtentäschel

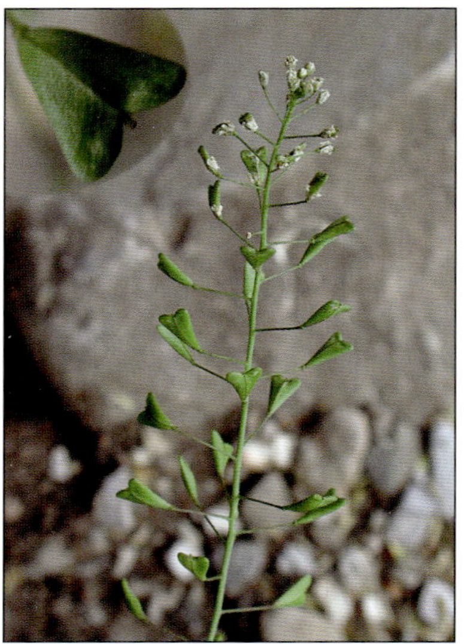

**Familie:** Brassicaceae / Cruciferae, Kreuzblütengewächse

**Herkunft:** Heimisch in Europa, heute aber in der ganzen Welt ausser in den Tropen verbreitet

**Pflanzenteile:** oberirdische Teile

**Humorale Qualität:** kühlend 3–4°, wärmend 1°, trocknend 2–3°, befeuchtend/nährend 2°

**Geschmack:** adstringierend, scharf

**Eigenschaften:** adstringierend / zusammenziehend, blutungsstillend, stoffwechselanregend, diuretisch / harntreibend, blutreinigend

**Inhaltsstoffe:** Flavonoide, organische Säuren, Senföl-Glykoside, ätherisches Öl; keine Gerbstoffe, woraus zu schliessen ist, dass die adstringierende Wirkung anders erklärt werden muss

### Wirkung

**1 Trocknen und kühlen**

Candida albicans, Pilzerkrankungen, Pruritus, Juckreiz, Hypermenorrhö, Menstruationsblutung stark, Blutung nach der Geburt, Wochenbettblutung, Zwischenblutung, Uterusblutung im Klimakterium, Menstruationsblutung lange anhaltend, Myomblutung, Zystenblutung, Hämaturie, Blut im Urin, Nierenblutung, Darmblutung, Hämorrhoiden blutend, Epistaxis, Nasenbluten, Zahnfleischbluten, Magenblutung, Hämatemesis, Bluterbrechen, Lungenblutung, Augen blutunterlaufen, Stuhl wässrig, Diarrhö, Fluor vaginalis, Ausfluss gelb

**2 Befeuchten/nähren und kühlen**

Nephritis, Nierenentzündung, Zystitis, Blasenentzündung, Endometritis, Zervizitis, Metritis, Uterusentzündung, Colitis, Enteritis, Darmentzündung, Gastritis, Magenschleimhautentzündung, Angina tonsillaris, Tonsillitis, Mandelentzündung, Konjunktivitis, Bindehautentzündung, Augenbindehautentzündung, Hypertonie, Bluthochdruck, Tachykardie, Herzrasen, Palpitationen, Erregbarkeit, Hyperthyreose, Schilddrüsenüberfunktion

**3 Befeuchten/nähren und wärmen**

Nephrolithiasis, Nierensteine, Diabetes mellitus, Glaukom, Grüner Star

**Kontraindikationen:** Nicht während der Schwangerschaft anwenden. Bei Hypothyreose. Bei Obstipation.

# Carum carvi

## Kümmel

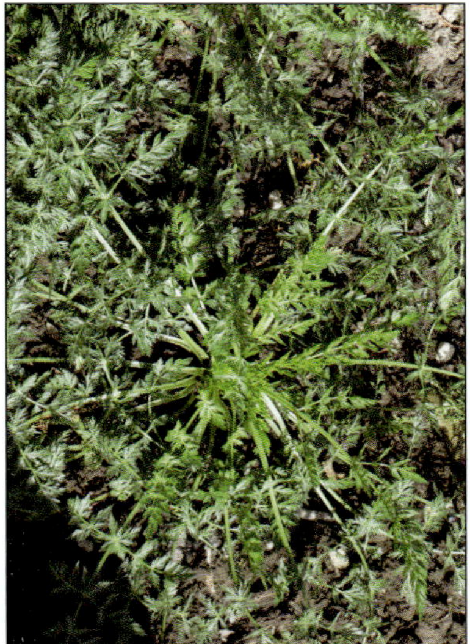

**Familie:** Apiaceae, Doldenblütengewächse

**Herkunft:** Heimisch in Europa, Vorderasien, Sibirien, im Himalaya, der Mongolei, in Marokko und Nordamerika

**Pflanzenteile:** Samen

**Humorale Qualität:** kühlend 0–1°, wärmend 3°, trocknend 1°, befeuchtend/nährend 2–3°

**Geschmack:** scharf, süss

**Eigenschaften:** carminativ / blähungs- und gärungswidrig, spasmolytisch / krampflösend, magenstärkend, appetitanregend, sekretolytisch / schleimlösend, galaktagog / milchflussfördernd, emmenagog / menstruationsfördernd, cholagog / galletreibend, Östrogenbildung (Östriol, Östrol, Östradiol, aus den Ovarien) anregend

**Inhaltsstoffe:** Ätherisches Öl mit Carvon als Hauptbestandteil, Limonen und weiteren Terpenen

## Wirkung

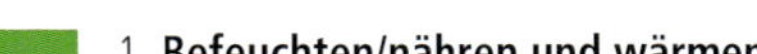

1 **Befeuchten/nähren und wärmen**

Verdauungsschwäche, Flatulenz, Blähungen, Abdominalspasmen, Bauchkrämpfe, Kolik, Abdominalschmerzen, Bauchschmerzen, Blähungskoliken, Dyspeptische Beschwerden, Appetitlosigkeit, Römheld Syndrom, Enzym-Mangel, Nahrungsumwandlungsschwäche, Konzentrationsstörungen, Mundgeruch (Kümmel kauen und ausspucken), Dyspnö, Atemnot, Husten, Keuchen, Laktationsmangel, Milchbildungsmangel, Dysmenorrhö, Menstruationsblutung schmerzhaft, Hypomenorrhö, Menstruationsblutung schwach, Oligomenorrhö, Menstruationsblutung verspätet, Triebhaftigkeit, Ich-Wahrnehmung geschwächt, Esssucht, Trinksucht, Sexsucht, Suchtneigung, Verspannung, Hypochondrie, Hysterie, Hustenkrampf, Schlaganfall-Prophylaxe

2 **Trocknen und wärmen**

Bronchitis chronisch, Lungenschleim

3 **Schärfen ausleiten und kühlen**

Bronchitis

**Nebenwirkungen:** Hohe Dosen des ätherischen Öls im Kümmellikör über lange Zeit eingenommen können zu Nieren- und Leberschäden führen.

# Centaurium erythraea

## Tausendgüldenkraut

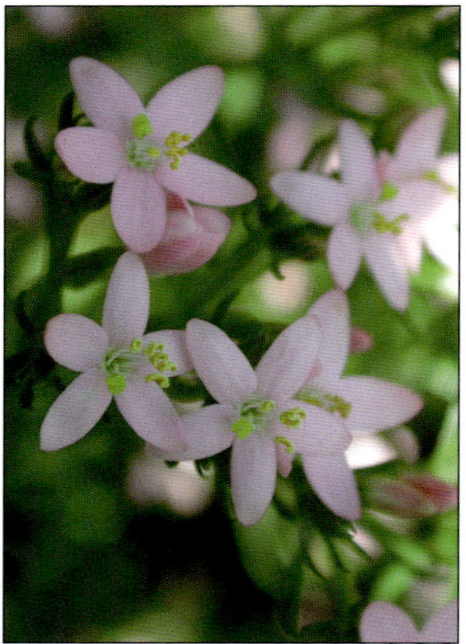

**Familie:** Gentianaceae, Enziangewächse

**Herkunft:** Heimisch in ganz Europa und Mittelmeerraum, kultiviert in den USA

**Pflanzenteile:** oberirdische Teile

**Humorale Qualität:** kühlend 1°, wärmend 3°, trocknend 1°, befeuchtend/nährend 2–3°

**Geschmack:** bitter

**Eigenschaften:** tonisierend, Insulinbildung anregend, Magenmittel, cholagog / galletreibend, choleretisch / lebergallefördernd, stoffwechselanregend, diuretisch / harntreibend, laxierend / abführend, blutreinigend

**Inhaltsstoffe:** Stark bitter schmeckende Secoiridoidglykoside wie Gentiopikrosid, Swertiamarin, Swerosid, Centaurosid und Centapikrin (gehört zu den bittersten Substanzen, ist aber in sehr geringer Menge nur in den Blüten enthalten); Flavonoide, Xanthonderivate

## Wirkung

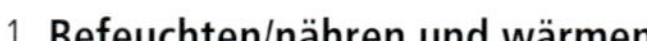

### 1 Befeuchten/nähren und wärmen

Flatulenz, Blähungen, Völlegefühl (vor dem Essen einnehmen), Gallensteine, Cholelithiasis, Gallenflussstau, Gallenkolik-Prophylaxe, Migräne, Glaukom, Grüner Star, Gicht, Appetitlosigkeit, Magenschwäche, Hypoacidität, Magensäuremangel, Gastritis chronisch, Magenschleimhautentzündung, Reflux, Aufstossen, Verdauungsschwäche mit Brennen in Richtung Herz, Übelkeit, Brechreiz, Flatulenz, Blähungen, Magenkrämpfe, Magenerschlaffung, Darmerschlaffung, Darmkrämpfe, Anorexie, Magersucht, Diabetes mellitus, Speichelfluss vermindert, Tumor-Prophylaxe, Abwehrschwäche, Infektanfälligkeit, Immunschwäche, Müdigkeit, Abgeschlagenheit, Energiemangel, Erschöpfung, PMS, Prämenstruelles Syndrom, Amenorrhö, Menstruationsblutung ausbleibend, Oligomenorrhö, Menstruationsblutung verspätet, Obstipation, Verstopfung, kalte Hände, kalte Füsse

### 2 Befeuchten/nähren und kühlen

Nervosität, Reizbarkeit, Unruhe, Fieber intermittierend

### 2 Schärfen ausleiten und kühlen

Konjunktivitis, Bindehautentzündung, Ekzem, Ausschlag, Dermatitis, Brechdurchfall

### 3 Trocknen und wärmen

Diarrhö, Ödeme

**Kontraindikationen:** Bei Magen- und Darmgeschwüren sollte die Droge wegen der sekretionssteigernden Wirkung nicht angewendet werden.

# Cimicifuga racemosa
## Traubensilberkerze

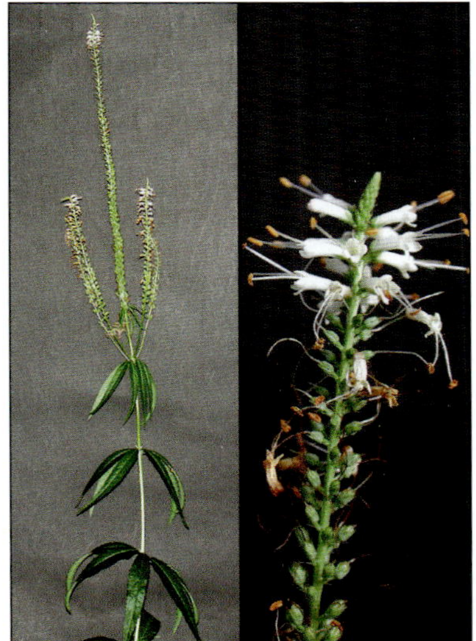

**Familie:** Ranunculaceae, Hahnenfussgewächse

**Herkunft:** Heimisch in den USA und Kanada, kultiviert in Europa

**Pflanzenteile:** Wurzel

**Humorale Qualität:** kühlend 2–3°, wärmend 2–3°, trocknend 1°, befeuchtend/nährend 3°

**Geschmack:** scharf, leicht bitter, leicht süss

**Eigenschaften:** spasmolytisch / krampflösend, sekretolytisch / schleimlösend, emmenagog / menstruationsfördernd, diaphoretisch / schweisstreibend, stoffwechselanregend, antiinflammatorisch / entzündungshemmend, Östrogenbildung anregend (Östriol, Östrol, Östradiol, in den Ovarien gebildet)

**Inhaltsstoffe:** Triterpene: Triterpenglykoside; Chinolizidinalkaloide; Phenylpropanderivate: Isoferulasäure

## Wirkung

### 1 Befeuchten/nähren und wärmen

Menopausensyndrom, Wechseljahrbeschwerden, Klimakterium, Hitzewallungen, Insomnia, Schlaflosigkeit, Herzprobleme nervlich bedingt im Klimakterium, Reizbarkeit nervlich bedingt, Unruhe nervlich bedingt, Rheuma bei Frauen mit ovarieller Dysfunktion im Klimakterium, Kraftlosigkeit, Blutzirkulation vermindert, Durchblutungsstörungen, Oligomenorrhö, Menstruationsblutung verspätet, Menstruationsprobleme durch herabgesetzten Östrogenspiegel und Progesteronspiegel, Endometritis, Amenorrhö, Menstruationsblutung ausbleibend, Menstruationsblutung unregelmässig, Dysmenorrhö, Menstruationsblutung schmerzhaft mit Kopfschmerzen und Muskelkrämpfen, Hypomenorrhö, Menstruationsblutung schwach, PMS, Prämenstruelles Syndrom, Schmerzen nach der Geburt, Geburt verlangsamt, Wehentätigkeit vermindert, Infertilität, Urin spärlich, Otosklerose, Melancholie, Traurigkeit speziell bei Frauen, Antriebslosigkeit, Depressionen, Tinnitus, Steifheit der Extremitäten

### 2 Befeuchten/nähren und kühlen

Rastlosigkeit psychisch, Neuralgie, Ovarialneuralgie, Gesichtsneuralgie, Hinterkopfneuralgie, Migräne, Kopfschmerzen, Konvulsionen, Arthritis, Myalgie, Muskelschmerzen örtlich oder diffus, Lumbago, Kreuzbeinschmerzen, Muskelkrämpfe, Tic, Tremor, Bewegungsstörungen, Muskelzuckung, Epilepsie, Hyperthyreose, Schilddrüsenüberfunktion

### 2 Trocknen und kühlen

Muskelrheuma, Rheuma, Weichteilrheuma

### 3 Schärfen ausleiten und kühlen

Otitis media, Mittelohrentzündung, Ovaritis, Metritis

**Kontraindikationen:** Nicht während Schwangerschaft und Stillzeit anwenden.

**Nebenwirkungen:** Gelegentlich können Magenbeschwerden, leichte Kopfschmerzen, Druck- und Hitzegefühl im Kopf auftreten.

# Crataegus laevigata
## Weissdorn

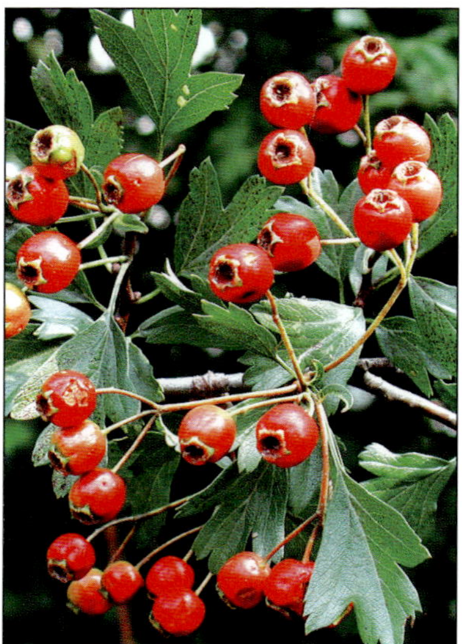

**Familie:** Rosaceae, Rosengewächse

**Herkunft:** Heimisch in den gemässigten Zonen Europas, Asiens und Nordamerikas

**Pflanzenteile:** Früchte, Blüten, Blätter

**Humorale Qualität:** kühlend 2°, wärmend 2–3°, trocknend 0–1°, befeuchtend/nährend 3°

**Geschmack:** Früchte: sauer, leicht süss, Blüten und Blätter: leicht süss, leicht bitter

**Eigenschaften:** verdauungsfördernd, obstipierend / durchfallhemmend, herzstärkend, emmenagog / menstruationsfördernd, cholesterinsenkend, antithrombotisch, Blutvolumenaustoss aus dem Herz wird vergrössert, pos. inotrop / steigert die Herzmuskelkontraktionsfähigkeit, pos. dromotrop / beschleunigt Erregungsleitung des Herzens, neg. bathmotrop / Reizschwelle des Herzens erhöhend, Koronar- und Myokarddurchblutungsfördernd, peripherer Gefässwiderstand senkend

**Inhaltsstoffe:** Flavonoide; biogene Amine; Triterpene

## Wirkung

### 1 Befeuchten/nähren und wärmen

Blutdruckstörungen, Hypotonie, Bluttiefdruck, Hypertonie, Bluthochdruck, Herzschwäche, Herzinsuffizienz Stadium I und II, Bradykardie, Herzschlag verlangsamt, Herzrhythmusstörungen, Sportlerherz, Herzverfettung, Müdigkeit, Abgeschlagenheit, Energiemangel, Erschöpfung, Schwäche, Angina pectoris (hoch dosieren), Arteriosklerose der Herzkranzgefässe, Druckgefühl in der Brust, Engegefühl in der Brust, Thrombose, Kreislaufschwäche (Blüten und Blätter), Blutzirkulation vermindert, Durchblutungsstörungen peripher, Morbus Raynaud, Verdauungsschwäche, Flatulenz, Blähungen, Appetitlosigkeit (Früchte), Morbus Basedow

### 1 Befeuchten/nähren und kühlen

Wechseljahrbeschwerden, Klimakterium, Menopausensyndrom, Hitzewallungen, Unruhe, Emotionen des Herzens, Palpitationen, Tinnitus, Schwindel, Angst, Herzneurose, Insomnia, Schlaflosigkeit nervlich bedingt, Unruhe nervlich bedingt, depressive Verstimmung, Reizbarkeit, Nervosität, Hyperthyreose, Schilddrüsenüberfunktion, Fieber (Blüten und Blätter)

### 2 Trocknen und wärmen

Schwitzen spontan, Ödeme, Diarrhö, Durchfall (Blüten und Blätter), Cholesterinwert erhöht

# Cynara scolymus
## Artischocke

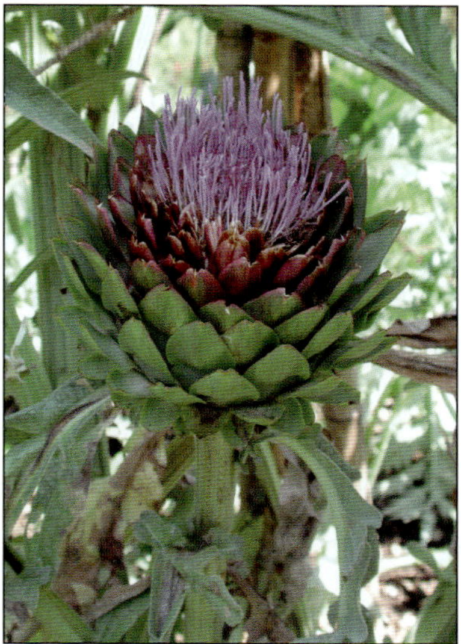

**Familie:** Asteraceae, Korbblütengewächse

**Herkunft:** Heimisch im gesamten Mittelmeergebiet bis zu den Kanaren und in Südamerika

**Pflanzenteile:** Blätter und Blüten

**Humorale Qualität:** kühlend 1–2°, wärmend 2°, trocknend 1°, befeuchtend/nährend 2°

**Geschmack:** bitter, leicht salzig

**Eigenschaften:** nährend, aufbauend, regenerierend, erweichend, entspannend, cholesterinsenkend, antidiabetisch, cholagog / galletreibend, choleretisch / lebergallefördernd, Thyroxinbildung anregend, Insulinbildung anregend

**Inhaltsstoffe:** Caffeoylchinasäuren wie Chlorogensäure und Cynarin (entsteht erst bei der Aufarbeitung der Droge); Flavonoide, vor allem Cynarosid, Scolymosid; bitter schmeckende Sesquiterpenlactone, wie Cynaropikrin

## Wirkung

1 **Befeuchten / nähren und wärmen**

Völlegefühl, Flatulenz, Blähungen, Gallenflussstau, Gallenschmerzen nach fettem Essen, Magendruck, Eiweiss-Verdauungsschwäche, Albuminurie, Eiweiss im Urin, Oberbauchschmerzen, Abdominalschmerzen, Flankenschmerzen, Erbrechen, Übelkeit, Brechreiz, Reizbarkeit, Wutausbruch, Ungeduld, Geräuschempfindlichkeit, Arteriosklerose-Prophylaxe, Gallensteine, Cholelithiasis, Tinnitus, Apoplexie-Prophylaxe, Schlaganfall-Prophylaxe, Alkoholabusus, Gewichtsverlust, Anämie, Blutmangel, Diabetes mellitus, Hypoglykämie, Unterzuckerung, Stoffwechselschwäche, Hyperglykämie, Blutzuckerwerte erhöht, Leberzellregeneration vermindert, Alterung frühzeitig, Dyspeptische Beschwerden, Verdauung schmerzhaft verlangsamt, Verdauungsschwäche, Appetitlosigkeit, Rekonvaleszenz, Müdigkeit, Abgeschlagenheit, Energiemangel, Erschöpfung

1 **Befeuchten / nähren und kühlen**

Migräne, Gesichtsrötung, Blutandrang im Kopf, Kopfschmerzen durch übersteigertes Choleraprinzip

2 **Trocknen und wärmen**

Cholesterinwert erhöht

2 **Schärfen ausleiten und kühlen**

Hepatitis, Leberschmerzen, Leberentzündung, Ikterus, Gelbsucht, Konjunktivitis, Bindehautentzündung

**Kontraindikationen:** In der Stillzeit (der Milchfluss kann gehemmt werden). Bei Verschluss der Gallenwege. Bei Gallensteinen (Koliken können ausgelöst werden). Bei Cholelithiasis, nervös bedingte Verengungen der Gallenwege.

**Nebenwirkungen:** Bei Hautkontakt kann mittelstarke Sensibilisierungspotenz auftreten, besonders bei häufigem beruflichem Umgang mit Cynara scolymus. Es können Kreuzreaktionen mit anderen Korbblütlern wie z.B. Echinacea, Chrysanthemen und Arnika auftreten.

# Echinacea purpurea

## Sonnenhut, roter

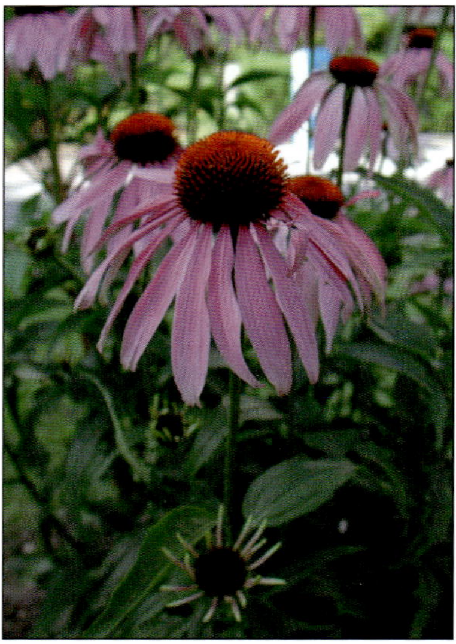

**Familie:** Asteraceae, Korbblütengewächse

**Herkunft:** Heimisch in der Mitte und im Osten der USA, kultiviert in Europa seit dem 19. Jahrhundert

**Pflanzenteile:** Wurzel

**Humorale Qualität:** kühlend 3°, wärmend 0–1°, trocknend 2°, befeuchtend/nährend 0–1°

**Geschmack:** scharf, bitter, leicht süss

**Eigenschaften:** Immunsystem stärkend, verhindert allgemein Infektionen, entzündliche Prozesse der Haut und im Urogentialsystem, antimikrobiell, antiviral, antibakteriell, verstärkt antibiotische Eigenschaften, carminativ / blähungs- und gärungswidrig, stimulierend, granulationsfördernd / wundheilend, Insulinbildung anregend, fördert Durchblutung in geschwächten Geweben, diaphoretisch / schweissbildend durch Erzeugung von Fieber

**Inhaltsstoffe:** Polysaccharide, darunter Arabinogalactane (diese auch als Glykoproteine); Kaffeesäurederivate wie Cichoriensäure; Alkamide, Flavonoide, ätherisches Öl, Polyne

### Wirkung

#### 1 Schärfen ausleiten und kühlen

Erkältung, Infekt bakteriell, Infekt viral, Grippe, Erkältung, Rhinitis, Nasenschleimhautentzündung allergisch, Scharlach, Mumps, Röteln, Eiterung aller Art, Wunde septisch, Karbunkel, Furunkel, Abszess, Fieber septisches mit Schüttelfrost, Gangrän, Appendizitis, Blinddarmentzündung, Angina tonsillaris, Tonsillitis, Mandelentzündung, Diphtherie, Meningitis, Hirnhautentzündung, Phlebitis, Venenentzündung, Wochenbettfieber, Harnwegsinfekt, Zystitis, Blasenentzündung, Windeldermatitis, Ekzem, Dermatitis, Bronchitis, Pneumonie, Lungenentzündung, Pleuritis, Rippenfellentzündung, Brustfellentzündung, Sinusitis;

äusserlich: Ulkus cruris, Beine offene, Brandwunde, Schürfwunde

#### 1 Befeuchten / nähren und wärmen

Abwehrschwäche, Infektanfälligkeit, Immunschwäche, CFS, Chronic Fatigue Syndrom, Müdigkeit, Abgeschlagenheit, Energiemangel, Erschöpfung, Vagotonie, psychische Labilität, Völlegefühl, Diabetes mellitus, Tumore

#### 2 Trocknen und kühlen

Leukorrhö, Ausfluss, Fluor vaginalis

**Kontraindikationen:** Bei Überempfindlichkeit gegen Korbblütengewächse. Nicht anzuwenden bei Autoimmunerkrankungen wie Multiple Sklerose, AIDS und HIV-Infektion, Cortisontherapie, progredienten Systemerkrankungen wie Tuberkulose, Leukosen, Kollagenosen (entzündliche Bindegewegserkrankungen).

**Nebenwirkungen:** Damit das Immunsystem nicht zu sehr gereizt wird, soll die Anwendung von Echinacea auf fünf Wochen beschränkt bleiben. Es können Überempfindlichkeitsreaktionen auftreten wie Hautausschlag, Juckreiz, Gesichtsschwellung, Atemnot, Schwindel und Blutdruckabfall.

# Eleutherococcus senticosus
## Taigawurzel

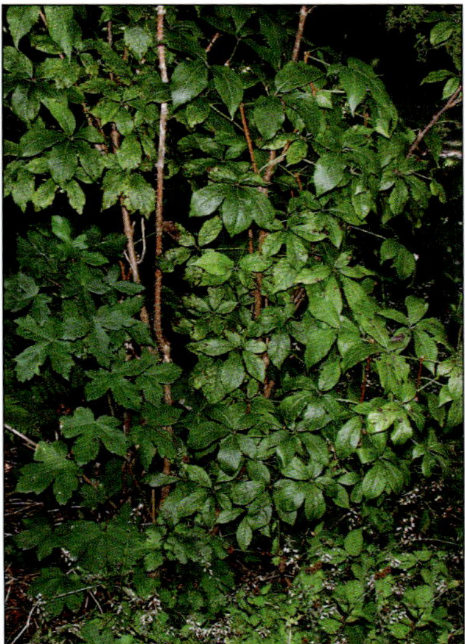

**Familie:** Araliaceae, Efeugewächse

**Herkunft:** Heimisch in Sibirien, Nordchina, Korea und Japan

**Pflanzenteile:** Wurzel

**Humorale Qualität:** kühlend 0°, wärmend 4°, trocknend 1°, befeuchtend/nährend 3–4°

**Geschmack:** scharf, bitter, süss

**Eigenschaften:** antirheumatisch, spasmolytisch / krampflösend, analgetisch / schmerzstillend, adaptogen, stresstoleranzerhöhend, aphrodisierend / fördert den Geschlechtstrieb

**Inhaltsstoffe:** wesentliche Inhaltsstoffe für die wissenschaftliche Wirksamkeit: Lignane (z.B. Syringaresinolglykoside wie das Liriodendrin), Phenylpropanderivate (z. B. Syringin), Cumarine (z. B. Isofraxidin), Triterpensaponine und Polysaccharide, Pektine (Polygalakturonane mit Glukose und Xylose)

## Wirkung

### 1 Befeuchten/nähren und wärmen

Rekonvaleszenz, Krankheit chronisch, Operation Nachbehandlung, Vitalität vermindert, Ausdauermangel, Schwäche, CFS, Chronic Fatigue Syndrom, Müdigkeit, Abgeschlagenheit, Energiemangel, Erschöpfung, Hörschwäche, Konzentrationsstörungen, Schlafstörungen, Chemotherapie-Begleitung, Bestrahlungs-Begleitung, Leukozytopenie, Leukozyten vermindert, weisse Blutkörperchen vermindert, Abwehrschwäche, Infektanfälligkeit, Immunschwäche, Schweinegrippe prophylaktisch, Umstellungsschwierigkeiten bei Flugreisen und Klimawechsel, Unbelastbarkeit, Prüfungsbelastung, Bänderschwäche, Sehnenschwäche, Schlottergelenke, Sehschwäche, Stress, Nierenschmerzen, Harnverhalten, Impotenz, Lumbago, Rückenschwäche, Kreuzbeinschwäche, Hüftgelenkschwäche, Kniegelenkschwäche, Osteoporose, Knochenschwund, Knochenschwäche, Appetitlosigkeit, Geburt verlangsamt, Hypoglykämie, Unterzuckerung, Blutzirkulation vermindert, Durchblutungsstörungen, Arthritis, Strangurie, Harndrang schmerzhaft, Dysurie, Urinieren erschwert

### 2 Trocknen und wärmen

Schwellung, Ödeme, Ödeme in den unteren Extremitäten, Rheuma

**Kontraindikationen:** Bei Bluthochdruck. Bei starkem Phlegma-Mangel (fehlen von Feuchtigkeit und Kälte). Bei übermässigem cholerischen Zustand. Bei Kindern unter 12 Jahren mit hitziger Konstitution.

# Equisetum arvense

## Schachtelhalm

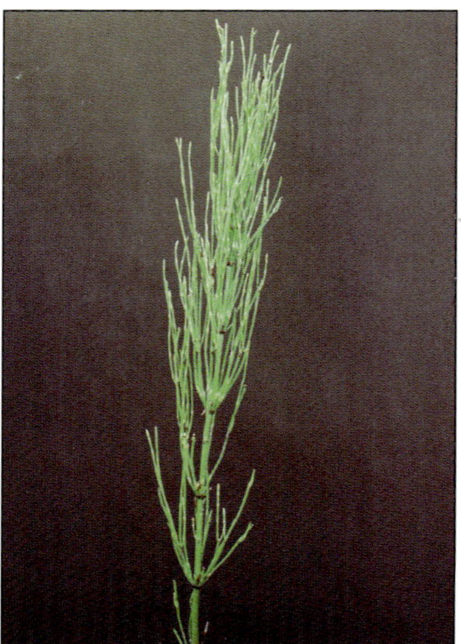

**Familie:** Equisetaceae, Schachtelhalmgewächse

**Herkunft:** Heimisch in Europa, Asien und Nordamerika

**Pflanzenteile:** oberirdische Teile

**Humorale Qualität:** kühlend 2–3°, wärmend 1–2°, trocknend 2–3°, befeuchtend/nährend 1–2°

**Geschmack:** leicht bitter, leicht süss

**Eigenschaften:** entgiftend, diaphoretisch / schweisstreibend, diuretisch / harntreibend, stoffwechselanregend, blutungsstillend, antiinflammatorisch / entzündungshemmend, adstringierend / zusammenziehend

**Inhaltsstoffe:** Flavonoide, mineralische Bestandteile, darunter ein hoher Anteil löslicher Kieselsäure und Kaliumsalze, geringe Mengen Alkaloide (Palustrin und Nicotin), Kaffeesäureester

### Wirkung

1 **Befeuchten / nähren und wärmen**

Oligurie, Urinieren vermindert, Glomerulonephritis, Schrumpfniere, Nephrolithiasis, Nierensteine, Blasenschwäche, Harninkontinenz, Haarausfall, Osteoporose, Knochenschwund, Knochenbrüche schlecht heilend, Zahnzerfall, Parodontose, Bänderriss, Bänder verkürzt, Sehnen verkürzt, Gelenksflüssigkeitsmangel, Haut trocken, Nekrosen, Hiatushernie, Gleitbruch, Schwangerschaftsstreifen, Gicht, Tumore, Lungentumore

1 **Schärfen ausleiten und kühlen**

Lungentuberkulose, TBC (als Adjuvans), Dysenterie, Toxine, Bleibelastung, Fieber, Konjunktivitis, Bindehautentzündung, Zystitis, Blasenentzündung, Nephritis, Nierenentzündung, Pyelitis, Pyelonephritis, Nierenbeckenentzündung, Vereiterung, Ausschlag, Ekzem, Dermatitis, Pilzerkrankungen des Urogenitaltraktes, Candida albicans, Arthritis, Rheuma, Pilzerkrankungen;

äusserlich: Wundheilung schlecht, Wunde eiternd, Analfissur, Stomatitis, Mundschleimhautentzündung, Schilddrüsenerkrankungen mit Hitzegefühl (Umschlag um den Hals)

1 **Trocknen und kühlen**

Nachtschweiss, Fussschweiss, Enuresis nocturna, Bettnässen, Epistaxis, Nasenbluten, Darmblutung bei Durchfall, Hämaturie, Blut im Urin, Blutung äussere (Umschläge)

2 **Trocknen und wärmen**

Lungenemphysem, Skrofula, Diarrhö, Durchfall chronisch, Spermatorrhö, Fluor vaginalis, Ausfluss, Ödeme, Aszites, Bauchwassersucht, Wasserretention, Harnverhalten, Prostatahyperplasie, Menorrhagie, Menstruationsblutung stark und lang

2 **Befeuchten / nähren und kühlen**

Hyperthyreose, Schilddrüsenüberfunktion, Hämorrhoiden blutend

**Kontraindikationen:** Bei starker Nieren- und Herzschwäche mit Ödembildung.

# Euphrasia rostkoviana

## Augentrost

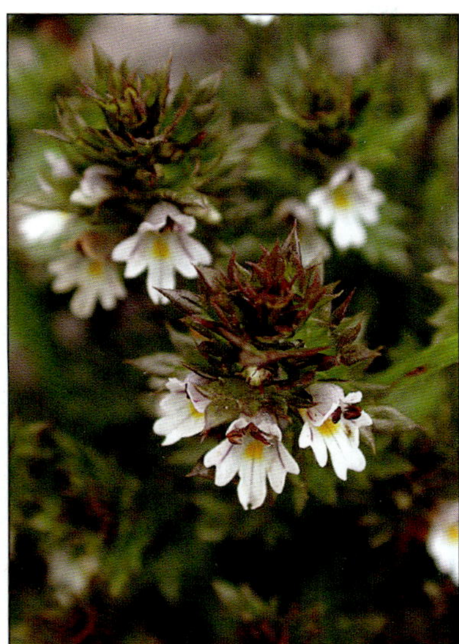

**Familie:** Orobanchaceae, Sommerwurzgewächse

**Herkunft:** Heimisch in Europa

**Pflanzenteile:** ganze Pflanze

**Humorale Qualität:** kühlend 2°, wärmend 2°, trocknend 1°, befeuchtend/nährend 1°

**Geschmack:** scharf, sauer, adstringierend, bitter

**Eigenschaften:** antiinflammatorisch / entzündungshemmend, sekretolytisch / schleimlösend, expectorierend / auswurffördernd, leicht adstringierend / zusammenziehend, ophthalmisch / das Auge betreffend, Ohren, Nase

**Inhaltsstoffe:** Iridoide; Lignane; Flavonoide; Gerbstoffe

## Wirkung

### 1 Schärfen ausleiten und kühlen

Konjunktivitis, Bindehautentzündung akut, Blepharitis, Augenlidentzündung, Angina tonsillaris, Tonsillitis, Mandelentzündung, Heiserkeit, Sinusitis, Schwerhörigkeit katarrhal, Atemwegsentzündung mit Stirnkopfschmerzen, Husten mit Schleim, Gerstenkorn, Infekt, Halslymphdrüsenschwellung, Iritis, Regenbogenhautentzündung, Keratitis, Augenhornhautentzündung, Lidentzündung schuppend, Augenbindehautentzündung, Gonokokkenkonjunktivitis, Augenrötung, Gastritis, Magenschleimhautentzündung, Darmentzündung, Colitis, Enteritis

### 1 Trocknen und wärmen

Rhinitis, Nasenschleimhautentzündung akute allergisch, Heuschnupfen, Schnupfen wässrig, Fliessschnupfen, Augenschwellung, Augenverletzung, Augenbrennen, Augen tränend, Augen verklebt, Sehstörungen, Tränendrüsenprobleme

### 3 Befeuchten / nähren und wärmen

Cholelithiasis, Gallensteine, Magensäuremangel, Hypoacidität, Verdauungsstörungen, Appetitlosigkeit, Abwehrschwäche, Infektanfälligkeit, Immunschwäche, Augen müde

### 3 Befeuchten / nähren und kühlen

Ikterus, Gelbsucht, Insomnia, Schlaflosigkeit

# Foeniculum vulgare
## Fenchel

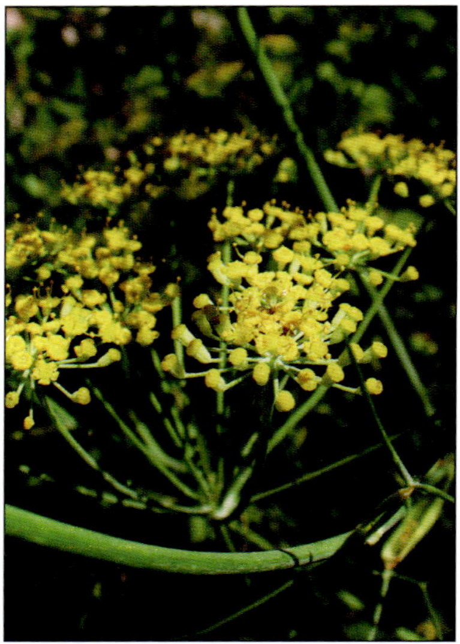

**Familie:** Apiaceae, Doldenblütengewächse

**Herkunft:** Heimisch im Mittelmeerraum, kultiviert in Zentraleuropa, Iran, Indien und China

**Pflanzenteile:** Samen

**Humorale Qualität:** kühlend 0°, wärmend 3°, trocknend 1–2°, befeuchtend/nährend 2–3°

**Geschmack:** aromatisch, leicht scharf

**Eigenschaften:** stimulierend, carminativ / blähungs- und gärungswidrig, spasmolytisch / krampflösend, cholagog / galletreibend, choleretisch / lebergallefördernd, sekretolytisch / schleimlösend, galaktagog / milchflussfördernd, Östrogenbildung anregend (Östriol, Östrol, Östradiol, in den Ovarien gebildet), Insulinbildung anregend

**Inhaltsstoffe:** Ätherisches Öl u. a. mit Anethol und Fenchon, Estragol, Pinen, Limonen. Im Öl des Bitteren Fenchels wesentlich mehr Fenchon und weniger Anethol als im Öl des Süssen Fenchels

## Wirkung

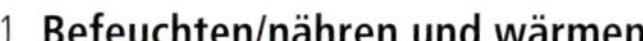

### 1 Befeuchten/nähren und wärmen

Verdauungsschwäche, Appetitlosigkeit, Flatulenz, Blähungen, Völlegefühl, Reflux, Aufstossen, Spasmen des Gastrointestinaltrakts, Abdominalspasmen, Bauchkrämpfe, Darmkrämpfe, Dyspeptische Beschwerden, Abdominalschmerzen, Bauchschmerzen, Müdigkeit, Abgeschlagenheit, Energiemangel, Erschöpfung, kalter Uterus, Kälte im Nierenbereich, kalte Blase, Nykturie, nächtliches Urinieren, Strangurie, Harndrang schmerzhaft, Dysurie, Urinieren erschwert, Enuresis nocturna, Bettnässen, Nephropathie, Nierenerkrankungen chronisch, Laktationsmangel, Milchbildungsmangel, Atemnot, Dyspnö, Bronchitis, Asthma bronchiale, Husten, Pertussis, Keuchhusten, Krampfhusten, Gallenflussstau, Obstipation, Verstopfung, Depressionen;

äusserlich: Spasmen, Schulterverspannung, Nackenverspannung, Blasenkrämpfe

### 2 Trocknen und wärmen

Diarrhö, Durchfall, Adipositas, Übergewicht, Lungenschleim, Augenschleim

# Gentiana lutea

## Enzian gelber

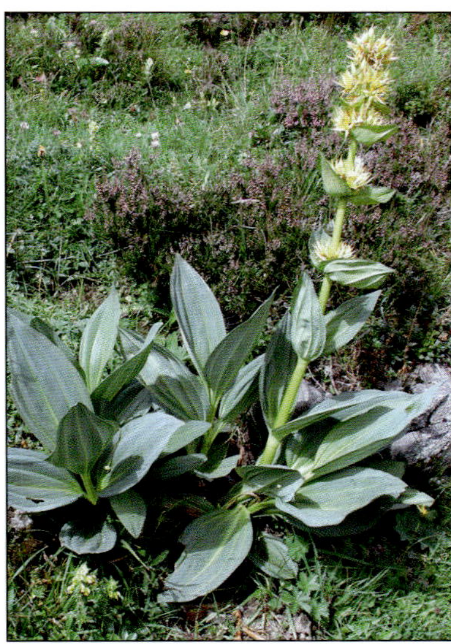

**Familie:** Gentianaceae, Enziangewächse

**Herkunft:** Heimisch in mittel- und südeuropäischen Gebirgsregionen

**Pflanzenteile:** Wurzel

**Humorale Qualität:** kühlend 1–2°, wärmend 2–3°, trocknend 0°, befeuchtend/nährend 2°

**Geschmack:** bitter

**Eigenschaften:** stoffwechselanregend, antipyretisch / fiebersenkend, magenstärkend

**Inhaltsstoffe:** Stark bitter schmeckende Secoiridoidglykoside wie Gentiopikrosid, Swertiamarin, Swerosid und Amarogentin (der bitterste bisher bekannte Naturstoff); Xanthonderivate wie Gentisin; Kohlenhydrate, darunter die schwach bitter schmeckende Gentianose; ätherisches Öl

### Wirkung

**1 Befeuchten/nähren und wärmen**

Appetitlosigkeit, Dyspeptische Beschwerden, Magensäuremangel, Nährstoffaufnahme schlecht, Flatulenz, Blähungen, Abdominalspasmen, Bauchkrämpfe, Magenkrämpfe, Darmkrämpfe, Übelkeit, Gewichtsverlust, Blutzuckerschwankung, Hypoglykämie, Unterzuckerung

**1 Schärfen ausleiten und kühlen**

Hepatitis, Ikterus, Gelbsucht, Gastrointestinalentzündung, Nahrungsmittelallergie, Nahrungsmittelunverträglichkeit

**Kontraindikationen:** Bei reizempfindlichem, übersäuertem Magen. Bei Magen- und Zwölffingerdarmgeschwüren.

# Ginkgo biloba
## Ginkgo

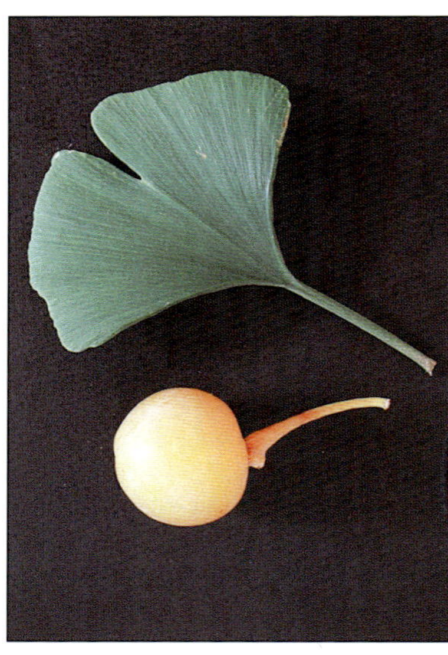

**Familie:** Ginkgoaceae, Ginkgogewächse

**Herkunft:** Heimisch in China, Japan und Korea, kultiviert in Europa

**Pflanzenteile:** Blätter

**Humorale Qualität:** kühlend 1–2°, wärmend 3°, trocknend 1°, befeuchtend/nährend 2–3°

**Geschmack:** bitter, leicht süss, adstringierend

**Eigenschaften:** leicht toxisch, adstringierend / zusammenziehend, sekretolytisch / schleimlösend, expectorierend / auswurffördernd, sedierend / beruhigend, antitussiv / hustenstillend, hyperämisierend / durchblutungsfördernd – zentral und peripher, zerstört freie Radikale im Körper

**Inhaltsstoffe:** Flavonoide (Quercetin, Kämpferol), Biflavonoide (Ginkgetin, Amentoflavon), Diterpenlactone (Ginkgolide A, B und C), Sesquiterpene (Bilobalid), Proanthocyanidine.

## Wirkung

### 1 Befeuchten/nähren und wärmen

Blutgerinnungsneigung, Thrombose-Prophylaxe, Blutstagnation, Thrombozythämie essentielle, Hirnleistungsstörungen, Schwindel, Ohrensausen, Stimmungsschwankung, Angst, Arteriosklerose, Blutzirkulation vermindert, Durchblutungsstörungen (Stadium II nach Fontaine), Angina pectoris, Migräne, Kopfschmerzen, Konzentrationsstörungen, Vergesslichkeit, Verwirrtheit, Gedächtnisschwäche, Lernschwierigkeit, Demenz, Morbus Alzheimer, Hypoxie zerebrale, Netzhautödem, Schwerhörigkeit, Tinnitus, Durchblutungsstörungen der Extremitäten, Gehschmerzen, Claudicatio intermittens, Raucherbein;

äusserlich: Frostbeule, Wunde, kalte Füsse, Depressionen im Alter, Morbus Alzheimer, Demenz;

Inhalation: Asthma bronchiale, Bronchitis, Husten, Haut unrein (Dampfbad), Haut müde (Dampfbad)

### 3 Trocknen und kühlen

Leukorrhö, Ausfluss, Fluor vaginalis, Spermatorrhö, Harninkontinenz

### 3 Schärfen ausleiten und kühlen

Allergien

**Kontraindikationen:** In Kombination mit Antikoagulantien, Heparin, Acetylsalicylsäure, Clopidogrel oder NSARs kann es zu Blutungskomplikation führen (Ginkgo hemmt den Plättchen-aktivierenden Faktor PAF).

# Glycyrrhiza glabra
## Süssholz

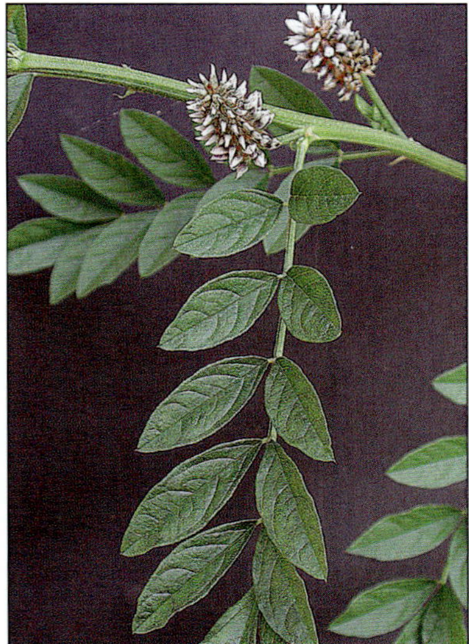

**Familie:** Fabaceae / Leguminosae, Schmetterlingsblütengewächse

**Herkunft:** Heimisch im südöstlichen Europa und Westasien

**Pflanzenteile:** Wurzel

**Humorale Qualität:** kühlend 3°, wärmend 2°, trocknend 1–2°, befeuchtend/nährend 3°

**Geschmack:** süss

**Eigenschaften:** sekretolytisch / schleimlösend, expektorierend / auswurffördernd, spasmolytisch / krampflösend, antiinflammatorisch / entzündungshemmend, sedierend / beruhigend, laxierend / abführend, leicht sedierend / beruhigend, antiviral, magenschleimhautschützend, harmonisiert Kräuterrezepturen, Östrogenbildung anregend (Östriol, Östrol, Östradiol, in den Ovarien gebildet)

**Inhaltsstoffe:** Triterpensaponine mit dem Hauptwirkstoff Glycyrrhizinsäure (angereichert in der Wurzelrinde, 50mal süsser als Rohrzucker); Flavonoide, u. a. Liquiritin mit den Aglykonen Liquiritiginen bzw. Isoliquiritigenin; Cumarine

### Wirkung

1 **Befeuchten/nähren und wärmen**

Verdauungsschwäche, Appetitlosigkeit, Müdigkeit, Abgeschlagenheit, Energiemangel, Erschöpfung, Antriebslosigkeit, Schwäche, Stuhl weich, Abdominalschmerzen, Bauchschmerzen, Abdominalspasmen, Bauchkrämpfe, Gewichtsverlust, Morbus Addison, Nebennierenrinden-Insuffizienz primäre mit Ausfall der Cortisol- und Aldosteronsekretion, Kurzatmigkeit, Dyspnö, Atemnot nach Bewegung, Abneigung gegen das Sprechen, Traurigkeit

1 **Befeuchten/nähren und kühlen**

Cortison-Nebenwirkungen, Cortison absetzen, Allergie, Insomnia, Schlaflosigkeit, Lungentrockenheit, Halstrockenheit, Husten trocken, Wechseljahrbeschwerden, Klimakterium, Menopausensyndrom, Instabilität menopausal emotional, Herzrhythmusstörungen, Palpitationen

2 **Schärfen ausleiten und kühlen**

Magenbrennen, Gastritis, Magenschleimhautentzündung, Magengeschwür, Duodenalulkus, Colitis, Enteritis, Darmentzündung, TBC, Tuberkulose, Erkältung, SARS, Grippe, Halsentzündung, Angina tonsillaris, Tonsillitis, Mandelentzündung, Bronchitis, Heiserkeit, Husten, Lungenschleim, Pertussis, Keuchhusten, Krebstherapie-Begleitung, Hautinfektion, Lebensmittelvergiftung, Drogenintoxikation

2 **Trocknen und wärmen**

Schwitzen spontan

▶

◄

**Kontraindikationen:** Nicht während der Schwangerschaft anwenden. Bei chronischer Leberentzündung, cholestatischer Lebererkrankung, Leberzirrhose, schwerer Niereninsuffizienz, Hypertonie, Hypokaliämie.

**Nebenwirkungen:** Bei Einnahme hoher Dosen (ab 50 g täglich) über längere Zeit kommt es durch die mineralcorticomimetische (Aldosteron-ähnliche) Wirkung der Saponine zu Hypokaliämie, Hypernatriämie, Ödemen, Hypertension und Herzbeschwerden, in seltenen Fällen zu Myoglobinämie. Die Beschwerden verschwinden nach dem Absetzen der Droge. Nicht länger als 6 Wochen anwenden. Die Ausscheidung von Glukokortikoiden (Prednisolon, Hydrocortison) wird vermindert, d.h. deren Plasmaspiegel gesteigert.

# Hamamelis virginiana

## Zaubernuss

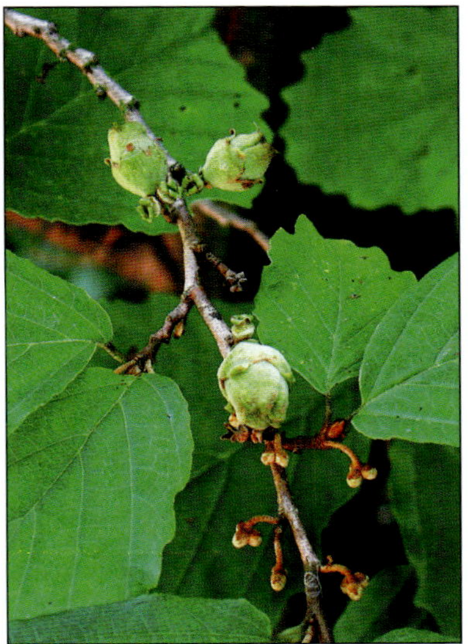

**Familie:** Hamamelidaceae, Hamamelisgewächse

**Herkunft:** Heimisch im atlantischen Nordamerika, kultiviert in Europa und in den subtropischen Wäldern

**Pflanzenteile:** Rinde von Wurzeln und Zweigen

**Humorale Qualität:** kühlend 3°, wärmend 1–2°, trocknend 3°, befeuchtend/nährend 2°

**Geschmack:** adstringierend, leicht bitter

**Eigenschaften:** adstringierend / zusammenziehend, blutungsstillend, antiinflammatorisch / entzündungshemmend

**Inhaltsstoffe:** Pyranocumarine; Isochinolinalkaloide; ätherisches Öl; Harze

## Wirkung

1 **Schärfen ausleiten und kühlen**

Erysipel, Wundrose, Geschwür, Bindegewebsinfektion, Kopfhautreizung, Kopfhautentzündung, Phlegmone, Hautinfektion, Pruritus, Juckreiz, Hautrötung heiss, Ekzem, Ausschlag, Dermatitis, Schleimhautentzündung, Darmentzündung, Colitis, Enteritis, Dysenterie, Zystitis, Blasenentzündung, Konjunktivitis, Bindehautentzündung, Halsentzündung, Schilddrüsenentzündung, Tripper

1 **Trocknen und kühlen**

Durchfall, Blutung, Epistaxis, Nasenbluten, Magenblutung, Darmblutung, Hämoptyse, Bluthusten, Hämaturie, Blut im Urin, Hypermenorrhö, Menstruationsblutung stark, Analfissur, Analekzem

1 **Befeuchten/nähren und kühlen**

Hämorrhoiden blutend, Phlebitis, Venenentzündung, Hyperthyreose, Schilddrüsenüberfunktion, Gemütslage irritierbar, Reizbarkeit, Gedankenflut

2 **Befeuchten/nähren und wärmen**

Fehlgeburt, Schwangerschaftsabbruch, Wundheilung schlecht, Prellung, Quetschung, Frostbeule, Erfrierung, Thrombose, Embolie, Veneninsuffizienz chronisch, Varizen, Krampfadern, Kopfschmerzen;

äusserlich: Varizen, Krampfadern, Hämorrhoiden

2 **Trocknen und wärmen**

Schleim stark, Leukorrhö, Prolaps, Organsenkungen, Uterusprolaps, Analprolaps, Mastdarmvorfall

**Nebenwirkungen:** Der Gerbstoff kann Verdauungsbeschwerden hervorrufen. Bei Überdosierung und Langzeit-Anwendung können Leberschäden und pochender Kopfschmerz auftreten.

# Harpagophytum procumbens
## Teufelskralle

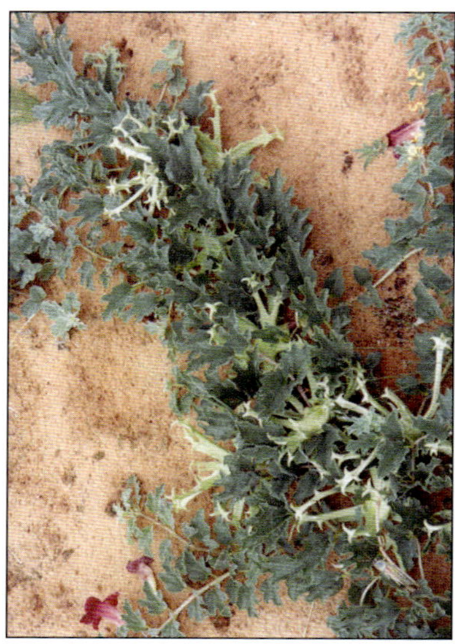

**Familie:** Pedaliaceae, Sesamgewächse

**Herkunft:** Heimisch in der Kalahariwüste im Süden Afrikas

**Pflanzenteile:** Speicherwurzeln

**Humorale Qualität:** kühlend 2°, wärmend 0–1°, trocknend 2°, befeuchtend/nährend 0–1°

**Geschmack:** bitter

**Eigenschaften:** antirheumatisch, antiinflammatorisch / entzündungshemmend, analgetisch / schmerzstillend

**Inhaltsstoffe:** Iridoide; Harpagochinon; Oligosaccharide

## Wirkung

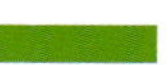

### 1 Schärfen ausleiten und kühlen

Rheuma, Gelenkrheuma der kleinen Gelenke, Gicht, Arthritis, Myalgie, Muskelschmerzen, Rückenschmerzen, Gelenkentzündung, Neuralgie, Sehnenschmerzen, Magenschmerzen, Gastralgie, Nephropathie, Nierenerkrankungen, Blasenleiden, Lebererkrankungen, Gallenblasenerkrankungen

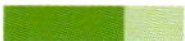

### 2 Befeuchten/nähren und wärmen

Bewegungsapparatserkrankungen degenerativ, Muskelverspannung, Appetitlosigkeit, Dyspeptische Beschwerden

**Kontraindikationen:** Bei Magengeschwüren, Zwölffingerdarmgeschwüren.

**Nebenwirkungen:** Harpagophytum wirkt sensibilisierend.

# Hypericum perforatum

## Johanniskraut

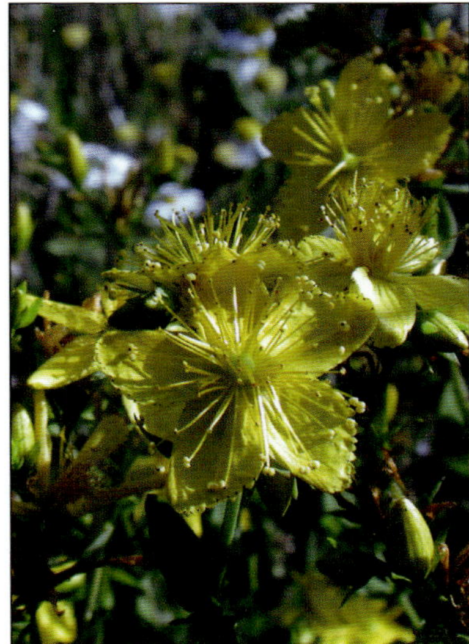

**Familie:** Hypericaceae, Johanniskrautgewächse

**Herkunft:** Heimisch in Europa, Westasien und Nordafrika, eingebürgert in Ostasien, Australien, Neuseeland, Nord- und Südamerika, kultiviert in Polen, Weissrussland und Sibirien

**Pflanzenteile:** ganze Pflanze

**Humorale Qualität:** kühlend 2–3°, wärmend 2–3°, trocknend 1–2°, befeuchtend/nährend 2–3°

**Geschmack:** adstringierend, bitter, sauer, leicht süss

**Eigenschaften:** phototoxisch, antidepressiv, aufhellend, granulationsfördernd / wundheilend, blutbildend, analgetisch / schmerzstillend (v.a. bei Nervenschmerzen), hyperämisierend / durchblutungsfördernd, stoffwechselanregend, blutreinigend, antibakteriell, spasmolytisch / krampflösend, antiinflammatorisch / entzündungshemmend, adstringierend / zusammenziehend

**Inhaltsstoffe:** Schleimstoffe, Flavonoide wie Tilirosid, ätherisches Öl mit Linalool, Geraniol, Cineol u. a.; Phenolcarbonsäuren, Gerbstoffe

### Wirkung

1 **Befeuchten/nähren und wärmen**

Schädeltrauma, Prellung, Quetschung, Bluterguss, Hämatom, Parästhesie, Verletzung, Nervenverletzung, Ohrdurchblutungsstörungen, Hörstörungen, Blutzirkulation vermindert, Durchblutungsstörungen der Haut, Fussschmerzen, Einschlafstörungen, Müdigkeit, Abgeschlagenheit, Energiemangel, Erschöpfung, Taubheitsgefühl der Extremitäten, Neuralgie anämische, Anämie, Blutmangel, Kaliumspiegel vermindert, Kalziumspiegel erhöht, Amenorrhö, Menstruationsblutung ausbleibend, Gallenflussstau, Cholelithiasis, Gallensteine, Obstipation, Verstopfung, PMS, Prämenstruelles Syndrom, Hypomenorrhö, Menstruationsblutung schwach, Dysmenorrhö, Menstruationsblutung schmerzhaft, Depressionen, Melancholie infolge chronischer Lebererkrankungen, Angst, Spasmen, Schreibkrampf, Gebärmutterkrampf, Spasmen nervlich bedingt, Magen nervöser, Migräne angiospastisch, Übelkeit, Verdauungsschwäche, Diarrhö, Durchfall, Stuhl breiig, Varizen, Krampfadern, Hämorrhoiden, Hyperglykämie, Blutzuckerwerte erhöht beim hypophysär bedingten Diabetes mellitus, Sprachstörungen nach Apoplexie, Stottern;

äusserlich: Wunde offene, Ulkus cruris, Beine offene, Dekubitus, Geschwür, Abszess, Furunkel;

äusserlich Öl: Verletzung, Schmerzen, Gicht, Neuralgie, Rückenschmerzen, Ischias, Rheuma

1 **Befeuchten/nähren und kühlen**

Nervosität, Spannung nervlich bedingt, Neurosen kindliche, psychovegetative Störungen, Insomnia, Schlaflosigkeit, Reizbarkeit, Hitzewallungen, Wechseljahrbeschwerden, Klimakterium, Menopausensyndrom, Migräne, Hypertonie, Bluthochdruck;

äusserlich: Ekzem, Ausschlag, Dermatitis, Neurodermitis, Haut trocken, Haut atrophisch, Verbrennung

▶

◀

2 **Schärfen ausleiten und kühlen**

Entzündung, Endometritis, Gastritis, Magenschleimhautentzündung, Colitis, Enteritis, Darmentzündung, Ulkus ventriculi, Ulkus duodeni, Herpes simplex;

äusserlich: Sonnenbrand, Halsentzündung, Stomatitis, Mundschleimhautentzündung, Otitis media, Mittelohrentzündung

3 **Trocknen und kühlen**

Schwitzen unphysiologisch, Schwitzen profus

**Nebenwirkungen:** Der Gerbstoff kann zu Verdauungsbeschwerden führen (Völlegefühl, Verstopfung). Sonnenbestrahlung in Kombination mit Johanniskraut kann Hautreaktionen verursachen (Jucken, stärkeren Sonnenbrand). Serotonin-Syndrom: aufgrund der Interaktion von Johanniskrautextrakten und Serotoninwiederaufnahmehemmern kann es zu Tremor, Übelkeit, Kopfschmerzen, Unruhe, Schwitzen, Myalgien, Verlangsamung und Verwirrtheit kommen.

# Lavandula angustifolia

## Lavendel

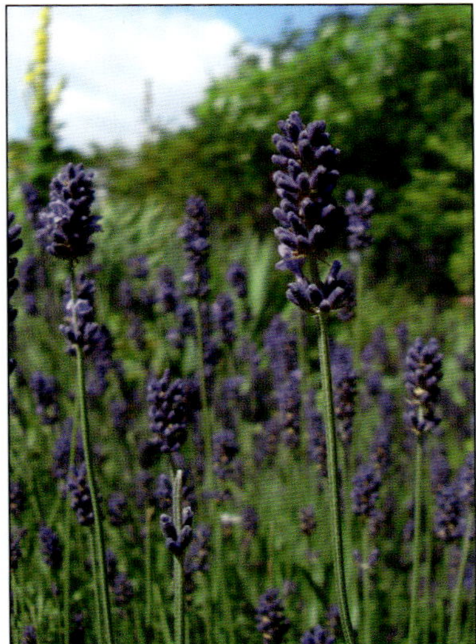

**Familie:** Lamiaceae, Lippenblütengewächse

**Herkunft:** Heimisch im Mittelmeergebiet, kultiviert in Südeuropa

**Pflanzenteile:** Blüten

**Humorale Qualität:** kühlend 1°, wärmend 2–3°, trocknend 1°, befeuchtend/nährend 3°

**Geschmack:** aromatisch, bitter, leicht scharf

**Eigenschaften:** sedierend / beruhigend, besänftigend, harmonisierend, entspannend, stimulierend, verteilend, aufbauend, adstringierend / zusammenziehend, emmenagog / menstruationsfördernd, carminativ / blähungs- und gärungswidrig, cholagog / galletreibend, choleretisch / lebergallefördernd

**Inhaltsstoffe:** Ätherisches Öl mit den Hauptbestandteilen Linalylacetat und Linalool; Lamiaceen- Gerbstoffe wie Rosmarinsäure; Hydroxycumarine

### Wirkung

**1 Befeuchten/nähren und wärmen**

Apoplexie, Schlaganfall, Hemiplegie, Paralyse, Lähmung, Epilepsie, Schwindel, Räusperzwang, Husten trocken nervlich bedingt, Ohnmachtsneigung, Schwäche, Ich-Wahrnehmung geschwächt, Gedächtnisverlust, Konzentrationsstörungen, Demenz, drohende Spasmen, Krämpfe, Tremor, Bewegungsstörungen, Reiseübelkeit, Asthma bronchiale, Bronchitis spastisch, Pertussis, Keuchhusten, Abdominalschmerzen, Bauchschmerzen, Flatulenz, Blähungen, Colon irritabile, Darmkrämpfe, Magenkrämpfe, Völlegefühl, Dyspeptische Beschwerden, Diarrhö, Durchfall, Appetitlosigkeit Lymphknotenverhärtung, Narbengewebe hartes, Flankenschmerzen, Gallenflussstau, Obstipation, Verstopfung, Blutstagnation im Uterus;

äusserlich ätherisches Lavendelöl: Verstauchung, Verrenkung, Prellung, Zerrung, Bluterguss, Hämatom, Lymphknotenverhärtung, Narbenverhärtung, Ischias, Neuralgie

**2 Befeuchten/nähren und kühlen**

Kopfschmerzen, Migräne, Angst, Unruhe, Insomnia, Schlaflosigkeit, Nervosität, Palpitationen, Herzklopfen nervlich bedingt, Herzprobleme nervlich bedingt, Spannung nervlich bedingt, Hypertonie, Bluthochdruck, Hitzewallungen, Rastlosigkeit, Gedanken zwanghafte, Wutausbruch, Zorn, Ärger;

äusserlich ätherisches Lavendelöl: Insektenstich, Verbrennung (mit purem ätherischen Lavendelöl behandeln)

**3 Schärfen ausleiten und kühlen**

Ikterus, Gelbsucht, Übelkeit, Erbrechen, Atemwegsentzündung, Lungenschleim, Nephritis, Nierenentzündung, Zystitis, Blasenentzündung, Fluor vaginalis, Ausfluss, Ohrentzündung, Augenentzündung, Hautentzündung, Pilzerkrankungen, Candida albicans (äusserlich ätherischem Lavendelöl)

**Kontraindikationen:** Nicht während der Schwangerschaft anwenden.

**Nebenwirkungen:** Lavendel hat eine Uterus stimulierende Wirkung.

# Linum usitatissimum
## Leinsamen

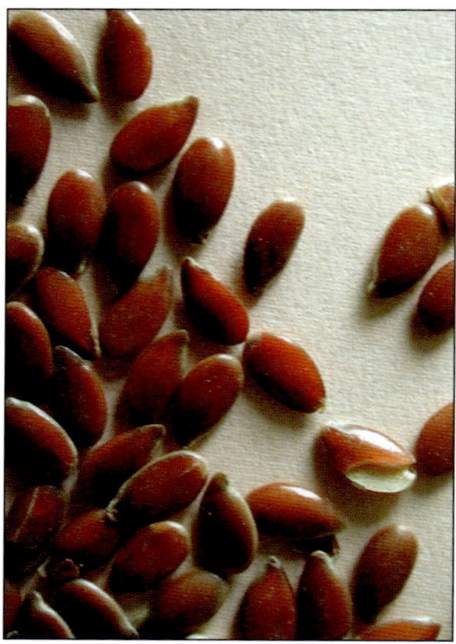

**Familie:** Linaceae, Leingewächse

**Herkunft:** Heimisch in Mitteleuropa, Mittelmeerraum und Naher Osten

**Pflanzenteile:** Samen

**Humorale Qualität:** kühlend 3°, wärmend 1–2°, trocknend 0°, befeuchtend/nährend 3°

**Geschmack:** süss

**Eigenschaften:** laxierend / abführend, schleimbildend, antiinflammatorisch / entzündungshemmend, cardioprotektiv / herzschützend, Abwehrenergie tonisierend durch Darmfloraaufbau, macht den Stuhl gleitfähig, Cholesterin LDL senkend, Cholesterin HDL erhöhend, Östrogenbildung anregend, Phytoöstrogene verlängern die luteale Phase im Mensturationszyklus

**Inhaltsstoffe:** Bis 10% Schleimstoffe, bis 40% fettes Öl aus Glyderiden der Linol-, Linolen- und Ölsäure; die Blausäure abspaltenden Glykoside Linustatin und Neolinustatin; Lignanglykoside; Eiweissstoffe

## Wirkung

### 1 Befeuchten / nähren und kühlen

Menstruationsblutung verfrüht, Menstruationszyklusschwankung, Magenschmerzen, Gastralgie, Magenbrennen, Gastritis, Magenschleimhautentzündung, Magengeschwür, Obstipation, Verstopfung chronisch, Stuhl hart (vor jedem Essen einen Mokkalöffel ganz gut zerkauen und schlucken oder in Wasser gequollen längerfristig über viele Wochen und Monate einnehmen), Mundtrockenheit, Zungentrockenheit, Zungenrisse, Zahnfleischbluten, Wechseljahrbeschwerden, Klimakterium, Menopausensyndrom (10 g oder 1 gestrichener EL während 3 Monaten täglich einnehmen), Husten trocken, Reizhusten;

äusserlich: Verbrennung (ganzen Leinsamen mit Wasser kochen; den Schleim durch ein Sieb streichen; Leinentuch damit bestreichen und auf die Verbrennung legen; zum Feuchthalten mit Plastik abdecken), Psoriasis Anfangsstadium, Schuppenflechte Anfangsstadium, Hauterkrankungen (äusserliche Anwendung: Leinsamen schroten mit Wasser kochen auf ein Leinentuch aufstreichen und auflegen)

### 1 Schärfen ausleiten und kühlen

Colitis, Enteritis, Darmentzündung, Colon irritabile, Divertikulitis, Darmflorastörungen, Dysbakterie, Darmschleimhautschädigung durch Abführmittel (Leinsamen intensiv zerkauen und schlucken oder gequollen einnehmen)

### 2 Befeuchten / nähren und wärmen

Erkrankungen degenerative, Krebs-Prophylaxe, Dickdarmkrebs, Brustkrebs, Prostatakrebs, Abwehrschwäche, Infektanfälligkeit, Immunschwäche, Blutzuckerschwankung, Hypoglykämie, Unterzuckerung (Leinsamenmehl zu 25% in Brot eingebacken), Darmperistaltik verlangsamt (vor jedem Essen einen Mokkalöffel ganz gut zerkauen und schlucken oder in Wasser gequollen längerfristig über viele Wochen und Monate einnehmen), Cholesterinwert erhöht

**Nebenwirkungen:** Aus Leinsamen kann unter bestimmten Bedingungen Blausäure freigesetzt werden. Die tägliche Einnahme von 30 g, das sind 2–3 EL frischem Leinsamen oder 50 g gebackenem Leinsamen gilt als unbedenklich. Da Leinsamen im Darm aufquillt, muss die 10-fache Menge an Flüssigkeit mit eingenommen werden.

# Malva sylvestris
## Malve

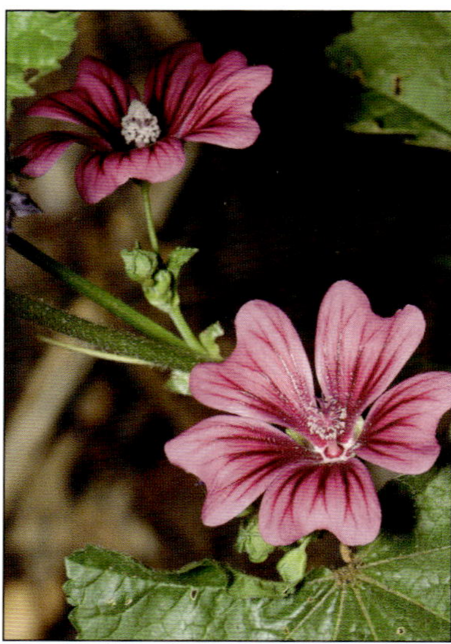

**Familie:** Malvaceae, Malvengewächse

**Herkunft:** Europa, Nordafrika, Balkan

**Pflanzenteile:** Blüten, Flos, Blätter, Folium

**Humorale Qualität:** kühlend 2°, wärmend 0°, trocknend 0°, befeuchtend/nährend 2–3°

**Geschmack:** süss, leicht bitter

**Eigenschaften:** hustenreizstillend, antitussiv

**Inhaltsstoffe:** Schleimstoffe: Polysaccharide, Flavonoide, Antozyan

### Wirkung

1 **Befeuchten / nähren und kühlen**

Mundschleimhautreizung, Rachenreizung, Reizhusten, Husten trocken, Kehle trocken, Heiserkeit; äusserlich: Kopfschuppen

1 **Schärfen ausleiten und kühlen**

Ekzem, Eiterung, Zahngeschwür, Mundgeschwür, Schleimhautentzündung, Bronchialkatarrh, Ohrenleiden, Angina;

äusserlich: Umlauf, Furunkeln, Eiterherde

# Matricaria recutita

## Kamille

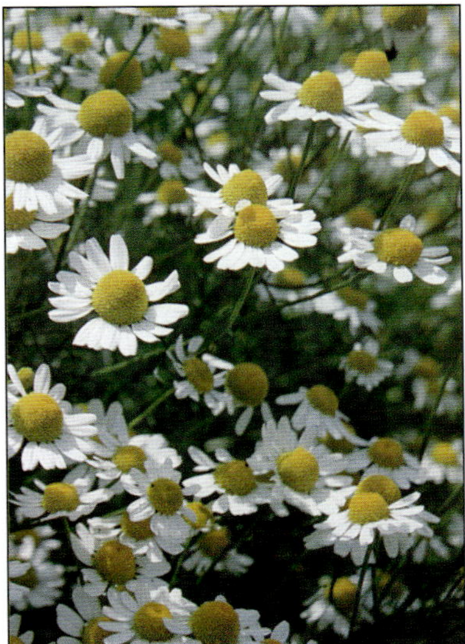

**Familie:** Asteraceae, Korbblütengewächse

**Herkunft:** Heimisch in Europa und Nordwestasien, eingebürgert in Nordamerika

**Pflanzenteile:** ganze Pflanze oder Blüte

**Humorale Qualität:** kühlend 2–3°, wärmend 2–3°, trocknend 1–2°, befeuchtend/nährend 2–3°

**Geschmack:** leicht bitter, süss, aromatisch

**Eigenschaften:** sedierend / beruhigend, spasmolytisch / krampflösend, analgetisch / schmerzstillend, antiinflammatorisch / entzündungshemmend, antimikrobiell (Pilze, Vieren), antipyretisch / fiebersenkend, diaphoretisch / schweisstreibend, emmenagog / menstruationsfördernd, carminativ / blähungs- und gärungswidrig, Wöchnerinnen unterstütztend, Östrogenbildung anregend (Östriol, Östrol, Östradiol, in den Ovarien gebildet)

**Inhaltsstoffe:** Ätherisches Öl mit Chamazulen, Bisabolol und Bisabololoxiden, En-In-Dicycloether (Spiroether), Flavonoide, vor allem Apigenin, Hydroxycumarine. Das therapeutisch wertvolle Chamazulen bildet sich erst bei der Gewinnung des ätherischen Öles durch Wasserdampfdestillation bzw. bei der Bereitung von Aufgüssen aus seiner Vorstufe, dem Proazulen Matricin

### Wirkung

#### 1 Befeuchten/nähren und wärmen

Krämpfe, Spasmen, Schmerzen stark, Kopfschmerzen, Zahnschmerzen, zahnende Babys (innerlich und äusserlich), Gesichtsneuralgie, Ohrenschmerzen, Abdominalschmerzen, Bauchschmerzen, Sodbrennen, Verdauungsbeschwerden emotional bedingt, Verdauungsschwäche, Verdauungssäftemangel, Flatulenz, Blähungen, Stuhl weich, Diarrhö, Durchfall, Colon irritabile, Obstipation, Verstopfung, Gallenkolik, Nierenkolik, PMS, Prämenstruelles Syndrom, Dysmenorrhö, Menstruationsblutung schmerzhaft, Reizbarkeit, Wutausbruch bei Frauen, Wochenbett, Schwangerschaftsbeschwerden, Wehenschmerzen, Unruhe der Kleinkinder mit Bauchschmerzen, Asthmaanfall, Asthma bronchiale spastisch;

äusserlich: Unterleibschmerzen (Bäder), Hämorrhoiden (Bäder)

#### 1 Schärfen ausleiten und kühlen

Erkrankungen fieberhafte, Erkältung, Grippe, Schnupfen, Uterusentzündung, Mundhöhlenentzündung, Speiseröhrenentzündung, Gastritis, Magenschleimhautentzündung, Ulkus ventriculi, Ulkus duodeni (Rollkur), Dünndarmentzündung, Enteritis, Colitis, Darmentzündung (Einlauf), Rhinitis, Nasenschleimhautentzündung;

äusserlich: Fisteln, Wunde entzündet, Stomatitis, Mundschleimhautentzündung, Blasenleiden (Bäder)

#### 2 Trocknen und kühlen

Geschwür faulig, Ausschlag, Ekzem juckend, Ekzem nässend, Dermatitis;

äusserlich: Hautentzündung (Bäder), Akne (Bäder)

►

◀

2 **Befeuchten/nähren und kühlen**

Kaffeeunverträglichkeit, Nervosität, Angst, Insomnia, Schlaflosigkeit, Husten trocken; äusserlich: Vaginareizung, Scheidenreizung (Bäder)

3 **Trocknen und wärmen**

äusserlich: Wundheilung schlecht, Lymphfluss vermindert (Bäder), Prostataprobleme (Bäder)

**Kontraindikationen:** Bei Empfindlichkeit auf Korbblütengewächse (Auge).

**Nebenwirkungen:** Die Droge besitzt sehr schwache Sensibilisierungspotenz.

# Melilotus officinalis

## Steinklee, echter

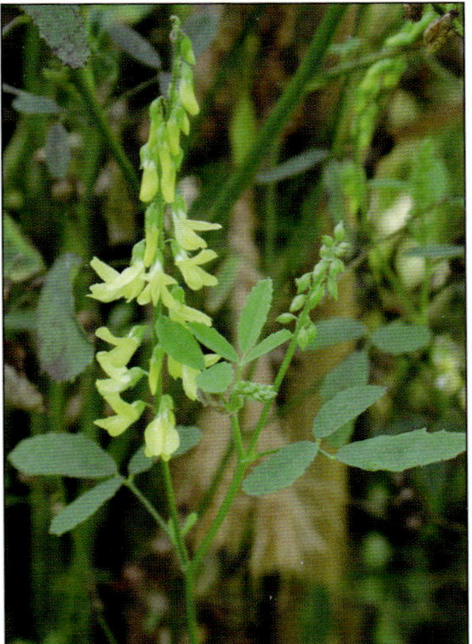

**Familie:** Fabaceae, Schmetterlingsblütengewächse

**Herkunft:** Heimisch in Europa und Vorderasien

**Pflanzenteile:** oberirdische Pflanzenteile

**Humorale Qualität:** kühlend 1–2°, wärmend 1–2°, trocknend 2–3°, befeuchtend/nährend 1–2°

**Geschmack:** süss

**Eigenschaften:** zerteilend, erweichend, diaphoretisch / schweisstreibend, analgetisch / schmerzstillend, sedierend / beruhigend, verdünnt und bewegt das Blut

**Inhaltsstoffe:** Cumaringlykoside wie Melilotosid, aus denen beim Trocknen u. a. das nach Waldmeister duftende Cumarin abgespalten wird; Flavonoide, Triterpensaponine, Schleim

## Wirkung

### 1 Befeuchten / nähren und wärmen

Varizen, Krampfadern, Hämorrhoiden, postthrombotisches Syndrom, Venenschmerzen, Extremitäten schmerzhaft, Veneninsuffizienz chronisch, Thrombose, Embolie, Prellung, Verstauchung, Quetschung, Bluterguss, Hämatom, Gelenkschmerzen, Wundheilung schlecht, Konzentrationsstörungen, Denken festgefahrenes;

äusserlich: Wundränder verhärtet, Magenschmerzen, Gastralgie, Gallenflussstau

### 1 Schärfen ausleiten und kühlen

Phlebitis, Venenentzündung, Thrombophlebitis, Venenentzündung mit thrombischem Verschluss, Beine offene, Ulkus cruris;

äusserlich: Geschwür, Lymphangitis, Lymphgefässentzündung gestaut, Ohrenschmerzen, Entzündung des kleinen Beckens, Milchdrüsenentzündung

### 2 Trocknen und wärmen

Beinödem, Beine schwer, Lymphflussstau, Ödem

### 2 Trocknen und kühlen

äusserlich: Mastodynie, Milchdrüsenschwellung, Drüsenschwellung, Gelenkschwellung, Weichteilschwellung, Leberschwellung

►

◀

**Kontraindikationen:** Nicht während der Schwangerschaft oder Stillzeit anwenden. Bei starken Menstruationsblungen, Blutungsneigung, Einnahme von Blutgerinnungshemmern (z.B. Aspirin, Marcumar, Knoblauchpräparate, Ginkopräparate). Bei Bluthochdruck, Blutfülle im Kopf, Migräneneigung. Bei vorgeschädigter Leber oder bei Einnahme anderer, möglicherweise leberschädigender Arzneimittel.

**Nebenwirkungen:** Bei Langzeitanwendung wird die Kontrolle der Leberwerte empfohlen. Das im Steinklee enthaltene Cumarin verdünnt das Blut, kann daher die Monatsblutung verstärken sowie die Blutungsneigung erhöhen (z.B. Myomblutungen, Netzhautblutungen, Nasenbluten). Wechselwirkungen: Cumarine können die Blutgerinnung hemmen. Steinkleekraut sollte daher nicht ohne therapeutischen Rat angewendet werden, wenn andere Arzneimittel eingenommen werden, die die Blutgerinnung hemmen (z.B. Aspirin, Marcumar, Knoblauchpräparate, Ginkopräparate).

# Melissa officinalis
## Zitronenmelisse

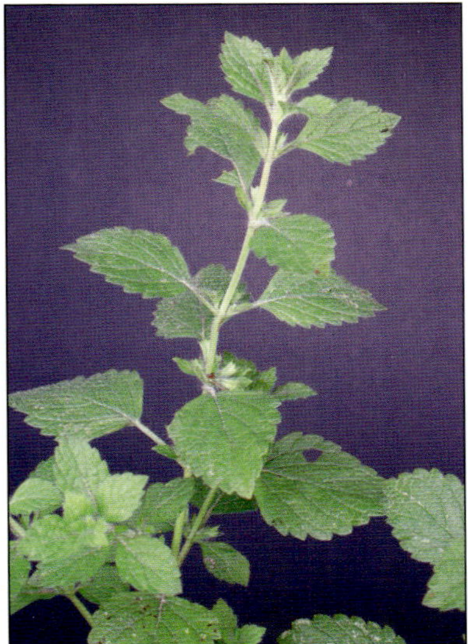

**Familie:** Lamiaceae, Lippenblütengewächse

**Herkunft:** Heimisch im östlichen Mittelmeergebiet und in Westasien, kultiviert in Mitteleuropa

**Pflanzenteile:** Blätter

**Humorale Qualität:** kühlend 2–3°, wärmend 2–3°, trocknend 1°, befeuchtend/nährend 3°

**Geschmack:** aromatisch, bitter, leicht scharf

**Eigenschaften:** sedierend / beruhigend, blutdrucksenkend, spasmolytisch / krampflösend, carminativ / blähungs- und gärungswidrig, diaphoretisch / schweisstreibend, emmenagog / menstruationsfördernd, magenstärkend, carminativ / blähungs- und gärungswidrig, antiviral (äusserlich), antibakteriell

**Inhaltsstoffe:** ätherisches Öl mit Menthol als Hauptkomponente, daneben Menthon, Menthylacetat, Menthofuran, geringe Mengen Jasmon, das zum Aroma wesentlich beiträgt; Lamiaceen- Gerbstoffe, Flavonoide

## Wirkung

### 1 Befeuchten / nähren und kühlen

Wechseljahrbeschwerden, Klimakterium, Menopausensyndrom, Hitzewallungen, Depressionen, Palpitationen, Herzklopfen, Unruhe, Nervosität, Hysterie, Tachykardie, Herzrasen, Hypertonie, Bluthochdruck, Magen nervöser, Insomnia, Schlaflosigkeit, Einschlafstörungen, Herzschmerzen durch Stress, Herzschmerzen psychovegetativ, Extrasystolen, hyperthyreotisches Herz, Verdauungsbeschwerden nervlich bedingt, Magenschmerzen nervlich bedingt, Gastralgie, Tinnitus, Schwindel

### 1 Schärfen ausleiten und kühlen

Erkältung, Grippe, Fieber, Kinderkrankheit akut, Gastritis, Magenschleimhautentzündung, Ulkus ventriculi, Ulkus duodeni;

äusserlich: Herpes labialis (Melissensalbe)

### 1 Befeuchten / nähren und wärmen

Flatulenz, Blähungen, Dyspeptische Beschwerden, Magendruck, Gedächtnisschwäche, Vergesslichkeit, Melancholie, Neurasthenie sexuelle, Schwäche sexuelle, Anorexie, Magersucht, Angina pectoris, Blutzirkulation vermindert, Durchblutungsstörungen, Kolik, Gallenkolik, Gallenblasenschmerzen, Migräne, Sodbrennen, Schwangerschaftserbrechen mit Benommenheit und Kopfschmerzen, Magenkrämpfe, Darmkrämpfe, Gallenwegsverkrampfung, Gebärmutterkrampf, Oligomenorrhö, Menstruationsblutung verspätet, Dysmenorrhö, Menstruationsblutung schmerzhaft

### 2 Trocknen und wärmen

Bronchitis chronisch, Übelkeit, Erbrechen;

äusserlich: Mastodynie, Milchdrüsenschwellung

# Mentha piperita
## Pfefferminze

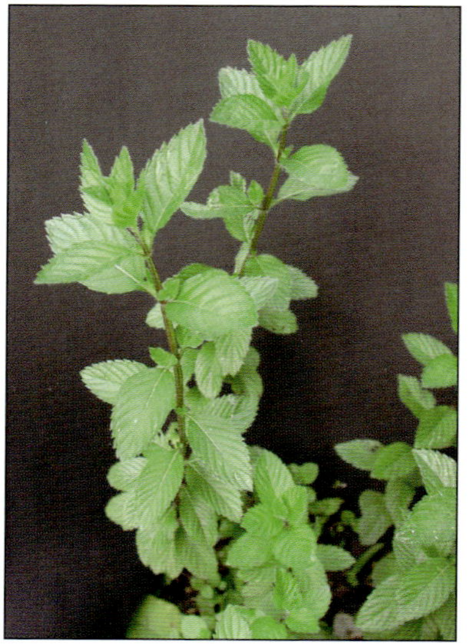

**Familie:** Lamiaceae, Lippenblütengewächse

**Herkunft:** Heimisch in Europa und Nordamerika, meist kultiviert

**Pflanzenteile:** oberirdische Teile

**Humorale Qualität:** kühlend 2°, wärmend 2°, trocknend 0–1°, befeuchtend/nährend 2–3°

**Geschmack:** aromatisch, scharf

**Eigenschaften:** hepatotoxisch / lebertoxisch bei Daueranwendung, diaphoretisch / schweisstreibend, carminativ / blähungs- und gärungswidrig, sedierend / beruhigend, spasmolytisch / krampflösend, cholagog / galletreibend, choleretisch / lebergallefördernd, antimikrobiell (äth. Öl)

**Inhaltsstoffe:** ätherisches Öl, Menthon, Limonen; Kaffeesäurederivate; Flavonoide

### Wirkung

1 **Befeuchten / nähren und wärmen**

Colon irritabile, Verdauungsschwäche, Flatulenz, Blähungen, Völlegefühl, Fettunverträglichkeit, Diarrhö, Durchfall, Benommenheit, Gallenflussstau, Gallenwegsverkrampfung, Gallenkolik, PMS, Prämenstruelles Syndrom, Unterleibskrämpfe, Amenorrhö, Menstruationsblutung ausbleibend, Oligomenorrhö, Menstruationsblutung verspätet, Reflux, Aufstossen, Sodbrennen, Übelkeit, Muskelverspannung, Spasmen

1 **Schärfen ausleiten und kühlen**

Erkältung, Grippe, Fieber, Kopfschmerzen mit Augenrötung, Husten, Bronchitis, Otitis media, Mittelohrentzündung, Ohrenschmerzen, Halsentzündung, Laryngitis, Zahnfleischentzündung, Gingivitis, Stomatitis, Mundschleimhautentzündung

2 **Befeuchten / nähren und kühlen**

Augenrötung, Schwindel, Migräne, Kopfschmerzen, Spannung nervlich bedingt, Mundgeruch; äusserlich: Schmerzen

**Kontraindikationen:** Bei Verschluss der Gallenwege. Bei Gallenblasenentzündungen. Bei schweren Leberschäden. Nicht während der Stillzeit anwenden.

**Nebenwirkungen:** Langzeitanwendung kann Magenreizungen hervorrufen und kann lebertoxisch wirken (länger als 6 Wochen).

# Oenothera biennis L.
## Nachtkerzen

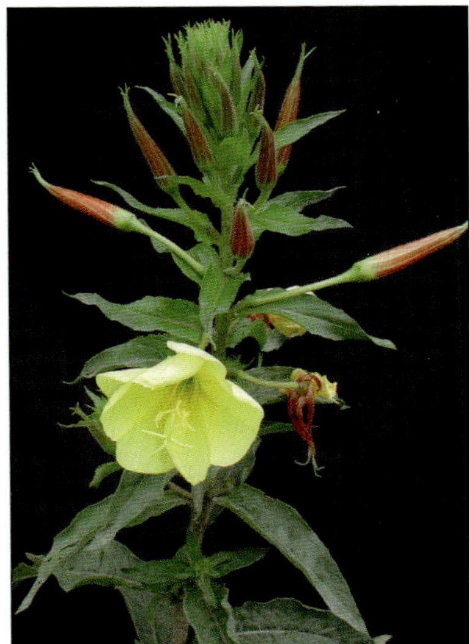

**Familie:** Onagraceae, Nachtkerzengewächse

**Herkunft:** Europa

**Pflanzenteile:** Samenöl

**Humorale Qualität:** kühlend 2°, wärmend 1°, trocknend 0°, befeuchtend/nährend 2–3°

**Geschmack:** süss

**Eigenschaften:** antiinflammatorisch / entzündungshemmend, spasmolytisch / krampflösend

**Inhaltsstoffe:** Triglyceride vor allem mit Linolsäure, Gamma-Linolensäure, Ölsäure und Palmitinsäure

### Wirkung

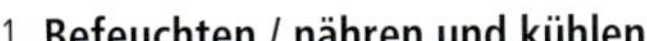

1 **Befeuchten / nähren und kühlen**

Wechseljahrbeschwerden, Menopausensyndrom, Klimakterium, Schwitzen, Insomnia, Schlaflosigkeit, Trockenheit, Schleimhauttrockenheit, Ausschlag, Ekzem atopisches, Dermatitis, Neurodermitis, Dermatitis atopische, Psoriasis, ADHS, Hyperaktivität, Haut rissig

3 **Befeuchten / nähren und wärmen**

PMS, Prämenstruelles Syndrom, Dysmenorrhö, Menstruationsblutung schmerzhaft, Brustspannen

**Nebenwirkungen:** Bei innerlicher Anwendung kommt es gelegentlich zu Übelkeit, Verdauungsstörungen, Hautausschlägen und Kopfschmerz. Eventuell ist auch die Gelatinkapsel unverträglich und nicht das Nachtkerzenöl.

# Passiflora incarnata

## Passionsblume

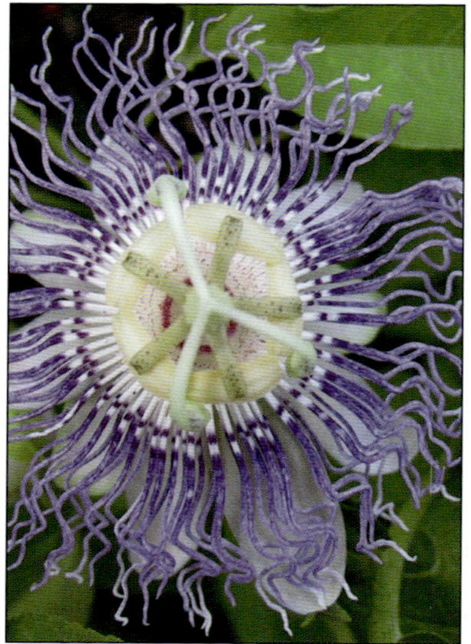

**Familie:** Passifloraceae, Passionsblumengewächse

**Herkunft:** Heimisch von den südöstlichen Staaten der USA bis nach Argentinien und Brasilien, kultiviert in Europas Gärten

**Pflanzenteile:** oberirdische Teile

**Humorale Qualität:** kühlend 2°, wärmend 1–2°, trocknend 0–1°, befeuchtend/nährend 2–3°

**Geschmack:** leicht bitter

**Eigenschaften:** antipyretisch / fiebersenkend, sedierend / beruhigend, hypnotisch / schlaffördernd, analgetisch / schmerzstillend, spasmolytisch / krampflösend, entspannend

**Inhaltsstoffe:** Flavonglykoside, Flavonoide; cyanogene Glykoside

## Wirkung

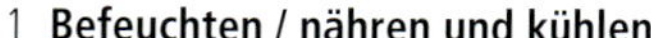

1 **Befeuchten / nähren und kühlen**

Einschlafstörungen, Insomnia, Schlaflosigkeit chronisch, Unruhe, Nervosität, Anspannung, Angst, psychosomatische Störungen, Depressionen, Überreizung psychisch, Überreizung nervlich, Zorn, Wutausbruch, Hysterie, Herzneurose, Palpitationen, Epilepsie, Zittern, Delirium tremens, Depressionen nervös gespannt, Spannung nervlich bedingt, Kopfschmerzen, Neuralgie, Hypertonie, Bluthochdruck

2 **Befeuchten / nähren und wärmen**

Neurasthenie, Nervenschwäche, Parkinson, Asthma bronchiale spastisch, Spasmen, Eklampsie, Krampfanfälle mit Bewusstseinsverlust, Wehen im letzten Schwangerschaftsdrittel, Angina pectoris, Krämpfe bei Kindern, Hustenanfall, Asthma bronchiale

3 **Schärfen ausleiten und kühlen**

Pertussis, Keuchhusten, Herpes zoster, Gürtelrose, Alkoholabusus, Morphiumsucht, Nikotinsucht

# Petasites hybridus

## Pestwurz, gemeine

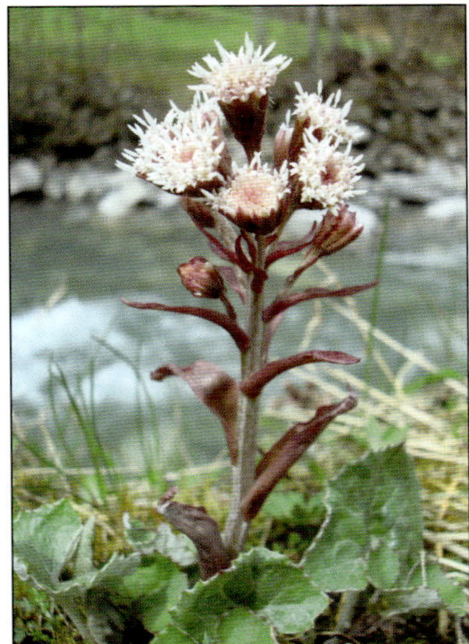

**Familie:** Asteraceae, Korbblütengewächse

**Herkunft:** Heimisch in Europa, im nördlichen Asien, teilweise in Nordamerika

**Pflanzenteile:** ganze Pflanze

**Humorale Qualität:** kühlend 1°, wärmend 2–3°, trocknend 0–1°, befeuchtend/nährend 2–3°

**Geschmack:** leicht bitter, süss

**Eigenschaften:** hepatotoxisch / lebertoxisch, spasmolytisch / krampflösend, sekretolytisch / schleimlösend, entgiftend, diuretisch / harntreibend, diaphoretisch / schweisstreibend, antiinflammatorisch / entzündungshemmend, sedierend / beruhigend, analgetisch / schmerzstillend, cholagog / galletreibend

**Inhaltsstoffe:** Sesquiterpene wie Petasin und Isopetasin; toxische Pyrrolizidinalkaloide

### Wirkung

1 **Befeuchten / nähren und wärmen**

Asthma bronchiale, Bronchitis chronisch, Bronchitis spastisch, Hustenreiz, Dyspnö, Atemnot, Herzkranzgefässverengung, PMS, Prämenstruelles Syndrom, Dysmenorrhö, Menstruationsblutung schmerzhaft, Oligomenorrhö, Menstruationsblutung verspätet, Amenorrhö, Menstruationsblutung ausbleibend, Migräne, Spannungskopfschmerzen, Nackenkopfschmerzen, Migräne-Prophylaxe, Gallenflussstau, Nierenkolik, Blasenkrämpfe, Magenkrämpfe, Darmkrämpfe, Prostataverkrampfung vegetativ, Urinieren krampfhaft, Urinieren nervlich bedingt, Angina pectoris, Abdominalschmerzen, Bauchschmerzen, Kolik, Gallenkolik, Spannung, Spasmen, Rheuma, Neuralgie akut speziell im unteren Rücken, Gelenkneuralgie

2 **Trocknen und wärmen**

Husten mit Schleim

2 **Schärfen ausleiten und kühlen**

Pertussis, Keuchhusten, Pollenallergie, Heuschnupfen, Gastritis, Magenschleimhautentzündung, Fieber, Erkältung, Grippe

**Kontraindikationen:** Wegen der toxischen Eigenschaft sollte Petasites hybridus in prozessierter Pyrrolizidinalkaloid freier Form, oder z.B. spagyrisch, verabreicht werden. Nicht während Schwangerschaft und Stillzeit anwenden. Bei Kindern unter 12 Jahren. Bei Leberentzündungen und Leberzellschädigung.

**Nebenwirkungen:** Wegen des Gehaltes an hepatotoxisch und cancerogen wirksamen Pyrrolizidinalkaloiden in den oberirdischen Teilen der Pflanze sollte auf die Anwendung der Droge verzichtet werden. Die industrielle Herstellung von fast pyrrolizidinalkaloidfreien Extrakten ist möglich.

# Plantago lanceolata

## Spitzwegerich

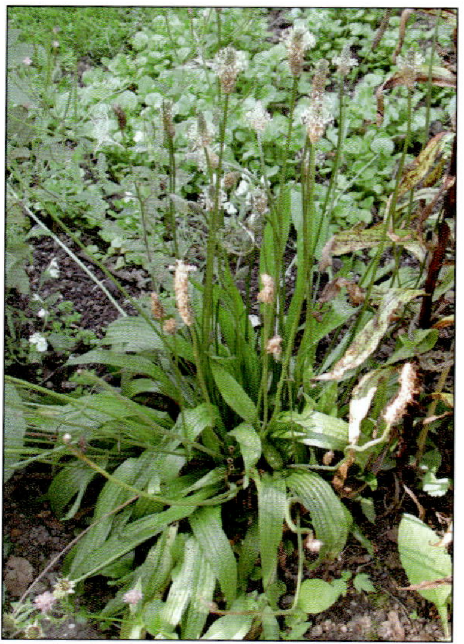

**Familie:** Plantaginaceae, Wegerichgewächse

**Herkunft:** Heimisch in kühl-gemässigten Regionen weltweit

**Pflanzenteile:** oberirdsche Teile

**Humorale Qualität:** kühlend 3°, wärmend 0–1°, trocknend 2°, befeuchtend/nährend 0–1°

**Geschmack:** adstringierend, bitter

**Eigenschaften:** diuretisch / harntreibend, stoffwechselanregend, adstringierend / zusammenziehend, erfrischend, anregend, antibakteriell, natürliches Antibiotikum, antiviral, entgiftend, reizlindernd, antiinflammatorisch / entzündungshemmend

**Inhaltsstoffe:** Iridoidglykoside (Aucubin, Catalpol, Asperulosid), Phenylethanoide (Acetosid), Schleimpolysaccharide, Flavonoide, Phenolcarbonsäuren, Gerbstoffe, Kieselsäure, Kalium, Zink

## Wirkung

### 1 Schärfen ausleiten und kühlen

Entzündung, Fieber, Blasenhalsreizung, Harnwegsinfekt, Zystitis, Blasenentzündung, Nephritis, Nierenentzündung, Enteritis chronisch, Colitis, Darmentzündung, Epistaxis, Nasenbluten, Hämatemesis, Bluterbrechen, Atemwegsinfekt, Bronchitis mit zähem gelben Schleim, Reizhusten, Pertussis, Keuchhusten, Pneumonie, Lungenentzündung mit Schleim, Laryngitis, Angina tonsillaris, Tonsillitis, Mandelentzündung, Pharyngitis, Rhinopharyngitis, Nasen-Rachen-Entzündung, Otitis media, Mittelohrentzündung, Erkältung, Schnupfen, Grippe, Stomatitis, Mundschleimhautentzündung, Zahnfleischentzündung, Gingivitis, Bacillus subtilis, Klebsiella pneumoniae, Pseudomonas aeruginosa, Staphylokokkeninfekt, Streptokokkeninfekt, Proteus vulgaris, Salmonelleninfektion, Shigellen, Chemotherapie-Begleitung, Hepatitis, Furunkel, Karbunkel, Abszess, Geschwür, Vereiterung, Brandwunde, Schleimhautentzündung, Psoriasis, Schuppenflechte, Augenentzündung chronisch;

äusserlich: Insektenstich (frische Blätter)

### 2 Trocknen und kühlen

Fluor vaginalis, Ausfluss, Hypermenorrhö, Menstruationsblutung stark, Hämorrhoiden blutend, Hämaturie, Blut im Urin, Ekzem, Ausschlag, Dermatitis

### 3 Befeuchten / nähren und wärmen

Nephrolithiasis, Nierensteine, Enuresis, Blasenschwäche, Blutgerinnung vermindert, Asthma bronchiale chronisch, Leberzirrhose

### 3 Trocknen und wärmen

Drüsenschwellung, Struma, Kropf

# Potentilla erecta

## Blutwurz

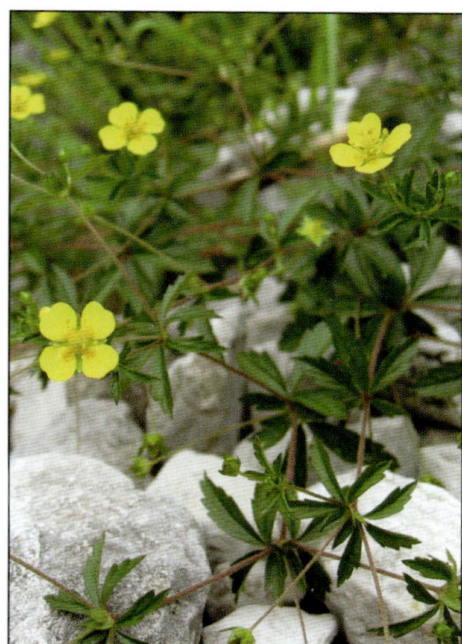

**Familie:** Rosaceae, Rosengewächse

**Herkunft:** Heimisch in Europa, Asien, gemässigte Zonen bis weit in den Norden

**Pflanzenteile:** Wurzel

**Humorale Qualität:** kühlend 3°, wärmend 1°, trocknend 3°, befeuchtend/nährend 1°

**Geschmack:** adstringierend, bitter

**Eigenschaften:** adstringierend / zusammenziehend, antiinflammatorisch / entzündungshemmend, antibakteriell, blutungsstillend, entgiftend, Immunsystem stärkend, spasmolytisch / krampflösend

**Inhaltsstoffe:** Catechingerbstoffe, bei Lagerung in unlösliche Phlobaphene (Tormentillrot) übergehend; daneben Ellagitannine wie Agrimoniin; Triterpene, darunter Tormentosid

### Wirkung

1 **Schärfen ausleiten und kühlen**

Enteritis, Colitis, Darmentzündung, Diarrhö, Durchfall, Colitis ulcerosa, Morbus Crohn, Dysenterie, Gastroenteritis, Magenschmerzen, Gastralgie, Zystitis, Blasenentzündung;

äusserlich: Konjunktivitis, Bindehautentzündung, Wundheilung schlecht, Wunde, Abszess, Furunkel, Karbunkel, Parodontose, Zahnfleischentzündung, Gingivitis, Stomatitis, Mundschleimhautentzündung, Pharyngitis, Rachenentzündung, Halsentzündung, Aphte, Mundfäule

1 **Trocknen und kühlen**

Blutung, Uterusblutung, Hypermenorrhö, Menstruationsblutung stark, Epistaxis, Nasenbluten, Zahnfleischbluten, Hämatemesis, Bluterbrechen, Hämoptyse, Bluthusten, Hämaturie, Blut im Urin, Darmblutung, Fluor vaginalis, Leukorrhö, Ausfluss;

äusserlich: Lippe rissig, Haut rissig, Ekzem, Ausschlag, Dermatitis, Analfissur, Afterjucken

1 **Trocknen und wärmen**

Uterusprolaps, Blasenprolaps, Organsenkungen

2 **Befeuchten/nähren und kühlen**

Hämorrhoiden blutend

3 **Befeuchten/nähren und wärmen**

Ikterus, Gelbsucht, Appetitlosigkeit, Diabetes mellitus, Abwehrschwäche, Infektanfälligkeit, Immunschwäche, Hämorrhoiden

# Primula veris
## Schlüsselblume

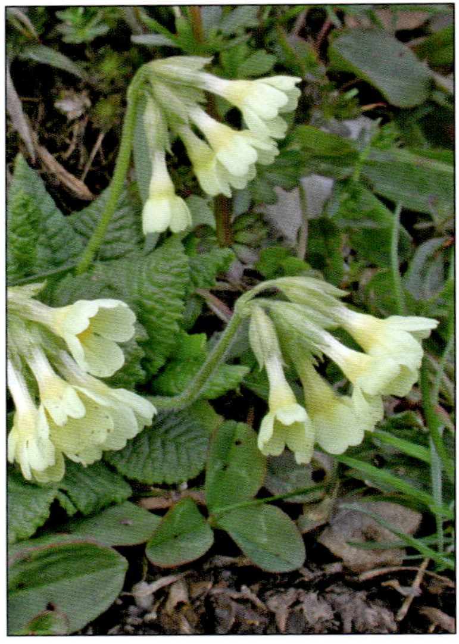

**Familie:** Primulaceae, Primelgewächse

**Herkunft:** Heimisch im ganzen mittleren Europa bis in die südeuropäischen Gebirge

**Pflanzenteile:** Blüte, Wurzel

**Humorale Qualität:** kühlend 1–2°, wärmend 2°, trocknend 1°, befeuchtend/nährend 2–3°

**Geschmack:** Blüten: süss, leicht scharf, Wurzel: scharf, bitter

**Eigenschaften:** auflösend, stimulierend, aufbauend, trocknend, verflüssigend, anregend, expektorierend / auswurffördernd, sekretolytisch / schleimlösend

**Inhaltsstoffe:** Triterpensaponine (3-12%), darunter Primulasäure A, Phenolglykoside wie Primulaverin, das verantwortlich für den typischen, an Methylsalicylat erinnernden Geruch der getrockneten (!) Wurzeln ist. Die Blüten enthalten nur im Kelch Saponine (bis 2%), in den Kronen Flavonoide, Carotinoide und Spuren von ätherischem Öl. In den oberirdischen Teilen geringe Mengen Primin (s. bei P. obconica S 218)

## Wirkung

### 1 Schärfen ausleiten und kühlen

Grippe, Erkältung mit Fieber, Pneumonie, Lungenentzündung, Erkältung mit Kopfschmerzen, Fieber, Pertussis, Keuchhusten, Sinusitis, Bronchitis, Myocarditis, Zystitis, Nephritis, Nierenentzündung, Pyelitis, Pyelonephritis, Nierenbeckenentzündung

### 1 Trocknen und wärmen

Lungenschleim zäh, Husten mit zähem Schleim, Stockschnupfen, Blasenentzündung chronisch

### 2 Befeuchten / nähren und wärmen

Insomnia, Schlaflosigkeit, Depressionen, Neurasthenie, Nervenschwäche, Schwindel drehend, Drehschwindel, Tremor, Bewegungsstörungen, Spasmen, Migräne, Kopfschmerzen halbseitig, Arterienverengung im Kopf, Neuralgie, Apoplexie-Prophylaxe, Schlaganfall-Prophylaxe, Paralyse, Lähmung, Gicht, harnsaure Diathese, Kraftlosigkeit, Müdigkeit, Abgeschlagenheit, Energiemangel, Erschöpfung, Ohnmachtsneigung, Traurigkeit, orthostatischer Schwindel, Konzentrationsstörungen, Gedächtnisschwäche, Vergesslichkeit, Herzschwäche, Hydrops durch Herzschwäche, Asthma bronchiale, Ikterus, Gelbsucht

### 2 Befeuchten / nähren und kühlen

Nervosität, Palpitationen, Stottern, rheumatische Arthritis

**Nebenwirkungen:** Überdosierung kann zu Übelkeit führen, in seltenen Fällen allergische Hautreaktionen, das sogenannte Primelexanthem.

# Quercus robur
## Stieleiche

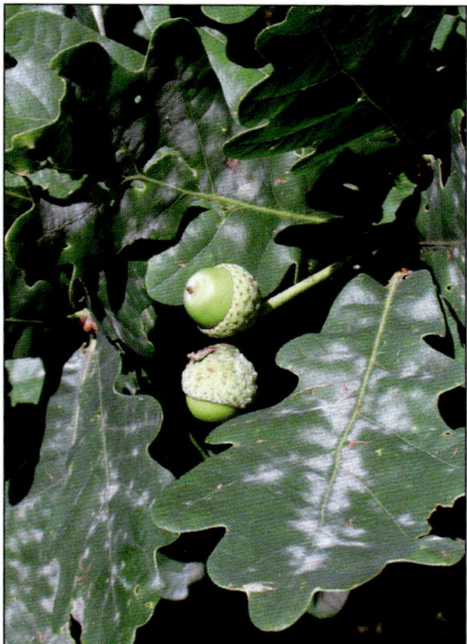

**Familie:** Fagaceae, Buchengewächse

**Herkunft:** Heimisch in Europa, Kleinasien und den Kaukasusländern

**Pflanzenteile:** Rinde junger Zweige u. Stockausschlägen

**Humorale Qualität:** kühlend 1°, wärmend 1°, trocknend 3°, befeuchtend/nährend 0°

**Geschmack:** adstringierend, leicht bitter

**Eigenschaften:** adstringierend / zusammenziehend, blutungsstillend, antiseptisch / desinfizierend / keimtötend

**Inhaltsstoffe:** Bis 20% Gerbstoffe vom Catechin-Typ (vorwiegend oligomere Proanthocyanidine), zum Teil auch Ellagitannine; daneben Triterpene, Beta-Sitosterol

### Wirkung

**1 Trocknen und kühlen**

Hämorrhoiden, Krampfadern, Schwitzen profus, Schwitzen übermässig, Hyperhidrosis, Nachtschweiss, Morbus Crohn, Verdauungstraktentzündung chronisch, Diarrhö, Durchfall, Blutung, Leukorrhö, Ausfluss, Fluor vaginalis, Hämoptyse, Bluthusten;

äusserlich: Hämorrhoiden blutend, Krampfadern, Uterusblutung, Zahnfleischbluten, Leukorrhö, Ausfluss (Waschungen), Äderchen geplatzt, Zähne locker, Parodontose

**1 Trocknen und wärmen**

Osteoporose, Knochenschwund, Prolaps, Organsenkungen, Uterusprolaps, Analprolaps, Mastdarmvorfall, Schnarchen, Gaumenzäpfchen spannungslos, Albuminurie, Eiweiss im Urin, Nykturie, nächtliches Urinieren, Enuresis, Spermatorrhö, Blutung innere, Darmblutung, Uterusblutung, Blutung kapillar

**3 Schärfen ausleiten und kühlen**

Fisteln, Enteritis, Colitis, Darmentzündung, Dysenterie, Gastritis, Magenschleimhautentzündung, Ulkus ventriculi, Ulkus duodeni, Ulkus hartnäckig, Hautgeschwür tief, Colitis ulcerosa, Zahnfleischentzündung, Gingivitis, Mundgeschwür, Genitalentzündung, Analentzündung, Ringflechte, Schwellung durch Gifte, Veratine-Vergiftung und andere pflanzliche Alkaloid-Vergiftungen, Strychninvergiftung;

äusserlich: Ekzem juckend schuppend nässend, Psoriasis, Schuppenflechte, Dermatitis, Augenentzündung

**Kontraindikationen:** Bei grossflächigen Hautausschlägen darf keine äusserliche Anwendung erfolgen. Bei fieberhaften und infektiösen Erkrankungen, Herzinsuffizienz der Stadien III und IV, Hypertonie Stadium IV.

**Nebenwirkungen:** Bei innerlicher Anwendung kann es wegen der sekretionshemmenden Wirkung zu Verdauungsbeschwerden kommen.

# Rosmarinus officinalis

## Rosmarin

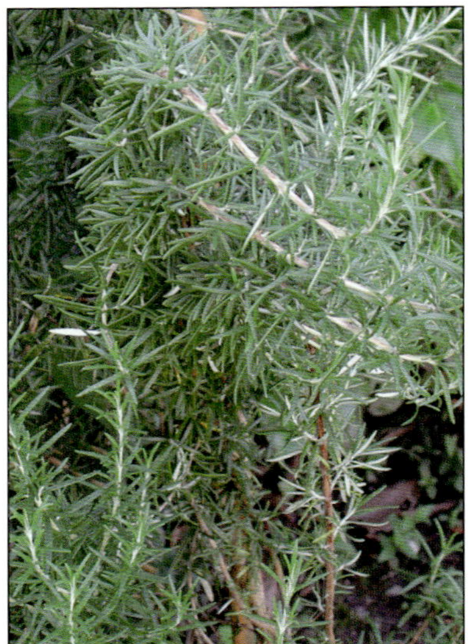

**Familie:** Lamiaceae, Lippenblütengewächse

**Herkunft:** Heimisch Im Mittelmeergebiet und Portugal, kultiviert in Südasien, Australien und USA

**Pflanzenteile:** Blätter

**Humorale Qualität:** kühlend 0°, wärmend 3–4°, trocknend 2°, befeuchtend/nährend 2–3°

**Geschmack:** aromatisch, bitter, scharf

**Eigenschaften:** stimulierend, auflösend, adstringierend / zusammenziehend, aufbauend, cholagog / galletreibend, choleretisch / lebergallefördernd, Östrogenbildung anregend (Östriol, Östrol, Östradiol, in den Ovarien gebildet)

**Inhaltsstoffe:** ätherisches Öl vor allem mit Cineol, Campher und Borneol; Verbenon als Geruchsträger; bitter schmeckende Diterpene wie Carnosolsäure, Rosmadial; Triterpensäuren, Lamiaceen-Gerbstoffe wie Rosmarinsäure; Flavonoide

## Wirkung

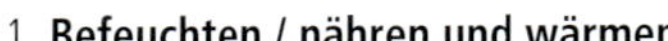

### 1 Befeuchten / nähren und wärmen

Schwäche, Müdigkeit, Abgeschlagenheit, Energiemangel, Erschöpfung, Antriebslosigkeit, Hypotonie, Bluttiefdruck, Schwindel orthostatischer, Ohnmachtsneigung, kalte Glieder, kalte Extremitäten, Kältegefühl, Herzschwäche, Herzinsuffizienz, Sklerose koronare, Blutzirkulation vermindert, Durchblutungsstörungen des Gehirns, Durchblutungsstörungen peripher, Morbus Ménière, Apoplexie, Schlaganfall, Depressionen, Schüchternheit, Gedächtnisschwäche, Vergesslichkeit, Konzentrationsstörungen, Ich-Wahrnehmung geschwächt, Lethargie, Apathie, Psychosen, Schlafsucht, CFS, Chronic Fatigue Syndrom, Rekonvaleszenz, Impotenz, Uterus kalt, Dysmenorrhö, Menstruationsblutung schmerzhaft, Amenorrhö, Menstruationsblutung ausbleibend, Verdauungsschwäche, Appetitlosigkeit, Flatulenz, Blähungen, Völlegefühl, Anorexie, Magersucht, Diabetes mellitus, Verdauungsbeschwerden nervlich bedingt, Fettunverträglichkeit, Nahrungsmittelunverträglichkeit, Medikamentenunverträglichkeit, Darmkrämpfe, Magenkrämpfe, Verkrampfung, Neuralgie, Migräne;

äusserlich: Quetschung, Verstauchung, Haarausfall, Haarwuchs schwach, Haarschuppen, Haut welk rissig gealtert, Wunde

### 2 Trocknen und wärmen

Husten, Kälteaversion, Schmerzen, Erkältung, Grippe, Sinusitis, Fluor vaginalis, Leukorrhö, Ausfluss, Tumore, Schleim, Infertilität durch Schleim, Stuhl lose, Diarrhö, Durchfall, Adipositas, Übergewicht, Rheuma

**Kontraindikationen:** Nicht während der Schwangerschaft anwenden.

**Nebenwirkungen:** Gelegentlich wurden Kontaktallergien beobachtet. Sehr grosse Mengen an Rosmarinblättern, wie sie zu Abtreibungszwecken missbräuchlich verwendet wurden, sollen beim Menschen zu tiefem Koma, Krämpfen, Erbrechen, Gastroenteritis, Uterusblutungen, Nierenreizung, in schweren Fällen unter Lungenödem zum Tode führen. Konkrete Fälle sind nicht bekannt. Kann abends zu belebend wirken.

# Salix nigra

## Weide, schwarze

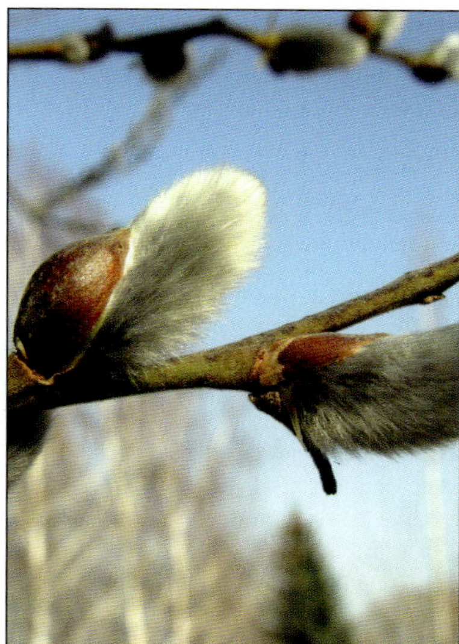

**Familie:** Salicaceae, Weidengewächse

**Herkunft:** Heimisch in Mittel- und Südeuropa

**Pflanzenteile:** Rinde

**Humorale Qualität:** kühlend 3–4°, wärmend 0–1°, trocknend 3°, befeuchtend/nährend 1°

**Geschmack:** bitter, adstringierend

**Eigenschaften:** stoffwechselanregend, analgetisch / schmerzstillend, antipyretisch / fiebersenkend, diuretisch / harntreibend, antiinflammatorisch / entzündungshemmend, antiseptisch / desinfizierend / keimtötend, adstringierend / zusammenziehend, anthelminthisch / gegen Würmer

**Inhaltsstoffe:** Phenolglykoside; Gerbstoffe; Flavonoide

### Wirkung

1 **Schärfen ausleiten und kühlen**

Diarrhö akut, Diarrhö blutig, Ruhr, Amöbenruhr, Dysenterie, Rheuma, Gicht, Gelenkrheuma, Arthritis, Erkrankungen akut, Erkältung mit Fieber, Grippe, Angina tonsillaris, Tonsillitis, Mandelentzündung, Zahnschmerzen, Gonorrhö, Eierstockschmerzen;

äusserlich: Ohrenschmerzen, Nervenentzündung, Kopfhautentzündung schuppig

1 **Befeuchten/nähren und kühlen**

Fieber wiederkehrend, rheumatisches Fieber, Neuralgie, Trigeminusneuralgie, Unruhe, Nervosität, Insomnia, Schlaflosigkeit aufgrund unbefriedigender Sexualität (Tee aus den Kätzchen)

2 **Trocknen und kühlen**

Ödeme, Fussschweiss, Hyperhidrosis, Schwitzen übermässig (Bäder), Harnsäurewert erhöht, Zahnfleischbluten, Blut im Sputum, Hämatemesis, Bluterbrechen, Darmblutung, Epistaxis, Nasenbluten, Kopfschmerzen durch zu viel Feuchtigkeit und Wärme im Gastrointestinaltrakt

3 **Befeuchten/nähren und wärmen**

Rekonvaleszenz, Verdauungsstörungen, Durchfall chronisch

**Kontraindikationen:** Nicht während der Schwangerschaft anwenden. Überempfindlichkeit gegen Salicylate.

**Nebenwirkungen:** Wegen des Gerbstoffgehaltes können Magenbeschwerden auftreten.

# Salvia officinalis

## Salbei

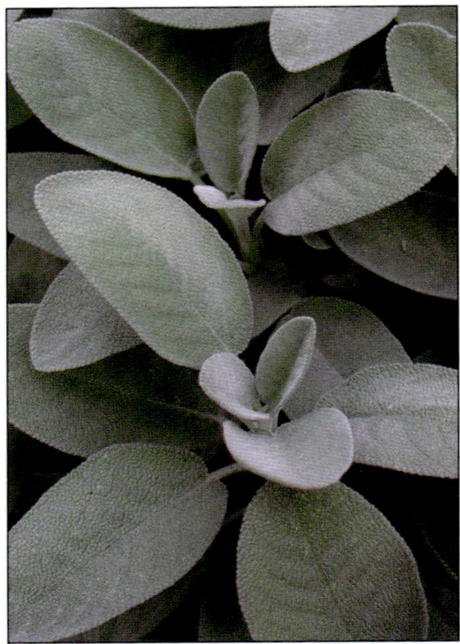

**Familie:** Lamiaceae, Lippenblütengewächse

**Herkunft:** Heimisch im Mittelmeerraum, kultiviert in ganz Europa und Nordamerika

**Pflanzenteile:** Blätter

**Humorale Qualität:** kühlend 2–3°, wärmend 3°, trocknend 2–3°, befeuchtend/nährend 3°

**Geschmack:** aromatisch, bitter, scharf

**Eigenschaften:** verdauungsfördernd, carminativ / blähungs- und gärungswidrig, Schweissbildung hemmend, stimulierend, spasmolytisch / krampflösend, sedierend / beruhigend, antimikrobiell, antiseptisch / desinifzierend / keimtötend, antiinflammatorisch / entzündungshemmend, granulationsfördernd / wundheilend, adstringierend / zusammenziehend, obstipierend / durchfallhemmend, milchflusshemmend, cholagog / galletreibend, choleretisch / lebergallefördernd, Östrogenbildung anregend (Östriol, Östrol, Östradiol, in den Ovarien gebildet), Progesteronbildung anregend, Insulinbildung anregend

**Inhaltsstoffe:** Ätherisches Öl mit hohem Thujon- (33-60%) und geringerem Cineol- (Eucalyptol-) und Camphergehalt; Lamiaceen-Gerbstoffe wie Rosamarinsäure; Diterpen-Bitterstoffe wie Carnosol; Triterpene, Flavonoide

## Wirkung

### 1 Befeuchten / nähren und wärmen

CFS, Chronic Fatigue Syndrom, Östrogenmangel, Unfruchtbarkeit, Infertilität, Müdigkeit, Abgeschlagenheit, Energiemangel, Erschöpfung, Hypotonie, Bluttiefdruck, Blasenschwäche, Impotenz, Frigidität, Neurasthenie, Nervenschwäche, Gallenflussstau, Menstruationsblutung unregelmässig, Dysmenorrhö, Menstruationsblutung schmerzhaft, Amenorrhö, Menstruationsblutung ausbleibend, PMS, Prämenstruelles Syndrom, Kopfschmerzen, Gliederschmerzen, Muskelkrämpfe, Abdominalspasmen, Bauchkrämpfe, Geburt verlangsamt, Nachgeburt austreibend, Autoimmunerkrankungen, Infektionskrankheit rezidivierend, Dyspnö, Atemnot, Atemwegserkrankungen chronisch, Flatulenz, Blähungen, Verdauungsschwäche, Borborygmus, Bauchgurgeln, Appetitlosigkeit, Diabetes mellitus;

äusserlich: Haarausfall

### 1 Befeuchten / nähren und kühlen

psychosomatische Herzbeschwerden, Palpitationen, Angst, Unruhe, Nervosität, Spannung nervlich bedingt, Wechseljahrbeschwerden, Klimakterium, Menopausensyndrom, Hitzewallungen, Nachtschweiss, Schwitzen in der Pubertät, Hyperthyreose, Schilddrüsenüberfunktion, sexuelle Begierde übermässig

### 1 Schärfen ausleiten und kühlen

Halsentzündung (gurgeln), Laryngitis, Pharyngitis, Heiserkeit, Erkältung, Rhinitis, Nasenschleimhautentzündung, Sinusitis, Bronchitis, Angina tonsillaris, Tonsillitis, Mandelentzündung, Zystitis

2 **Trocknen und wärmen**

Husten, Asthma bronchiale, Schleim wässrig bis weiss, Husten mit Schleim, Lungenkatarrh, Adipositas, Übergewicht, Diarrhö, Durchfall, Stuhl breiig, Blasenentzündung chronisch mit häufigem Harndrang, Fluor vaginalis, Leukorrhö, Ausfluss

2 **Trocknen und kühlen**

Nachtschweiss, Schwitzen profus bei geringer Anstrengung, Schwitzen am Tag übermässig, Handschweiss, Kopfschweiss (äth. Öl; Spagyrik; Salbeiblütenessig einreiben), Milchfluss übermässig, Abstillprobleme, Diarrhö chronisch, Durchfall chronisch

**Kontraindikationen:** Nicht während der Schwangerschaft und Stillzeit anwenden.

**Nebenwirkungen:** Bei längerer Einnahme ethanolischer Extrakte aus der Droge oder des ätherischen Öls sowie bei Überdosierung (mehr als 15 g der Salbeiblätter entsprechend) können Hitzegefühl, Tachykardie, Schwindelgefühle und epileptiforme Krämpfe auftreten.

# Sambucus nigra

## Holunder, schwarzer

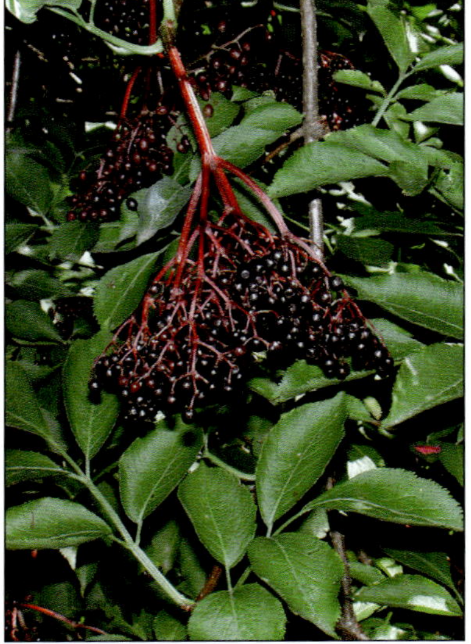

**Familie:** Caprifoliaceae, Geissblattgewächse

**Herkunft:** Heimisch in ganz Europa

**Pflanzenteile:** Blüten

**Humorale Qualität:** kühlend 3°, wärmend 2°, trocknend 2°, befeuchtend/nährend 1–2°

**Geschmack:** scharf, leicht bitter

**Eigenschaften:** diaphoretisch / schweisstreibend, anregend, stoffwechselanregend, entgiftend, blutreinigend, blutungsstillend, antiinflammatorisch / entzündungshemmend, erweichend, diuretisch / harntreibend, spasmolytisch / krampflösend, antimykotisch / wirksam gegen Pilzinfektionen, sekretolytisch / schleimlösend

**Inhaltsstoffe:** Blüten: Flavonoide, ätherisches Öl, Kaffeesäurederivate, Gerbstoffe, Schleim Früchte: Flavonoide, Anthocyane wie Sambucin, Vitamine, Fruchtsäuren, in den Samen Blausäureglykoside wie Sambunigrin. Blätter und Rinde enthalten diese Glykoside in weit höherer Konzentration

## Wirkung

### 1 Schärfen ausleiten und kühlen

Erkältung, Grippe, Fieber, Luftröhrenkatarrh, Schnupfen, Rhinitis, Sinusitis, Nebenhöhlenentzündung, Tubenkatarrh mit Hörschwäche, Ohrenschmerzen, Bronchitis, Husten, Augenentzündung, Konjunktivitis, Bindehautentzündung, Halsschmerzen, Heiserkeit, Kehlkopfentzündung, Gelenkentzündung, Gürtelrose, Herpes simplex, Erysipel, Wundrose, Furunkel, Abszess, Akne, Zystitis, Blasenentzündung, Arthritis, Rheuma, Kniegelenkentzündung, Knieschmerzen

### 1 Befeuchten/nähren und kühlen

Nasenschleimhautentzündung allergisch, Heuschnupfen, Gicht im Entzündungsstadium;

äusserlich: Sonnenbrand, Ekzem, Ausschlag, Dermatitis, Hautentzündung, Insektenstich, Pruritus, Juckreiz

### 2 Befeuchten/nähren und wärmen

Wundheilung schlecht, Asthma bronchiale, Angina pectoris, Arteriosklerose, Abwehrschwäche, Infektanfälligkeit, Immunschwäche, Diabetes mellitus, Müdigkeit, Abgeschlagenheit, Energiemangel, Erschöpfung, Kreislaufschwäche, Leberfunktion vermindert, Hämorrhoiden, Hexenschuss, Ischias, Gicht, Neuralgie

### 3 Trocknen und wärmen

Ödeme, Füsse geschwollen, Niereninsuffizienz, Nierenfunktion vermindert, Fussschweiss, Adipositas, Übergewicht, Cellulite, Flatulenz, Blähungen

# Senna cassia
## Sennesblätter

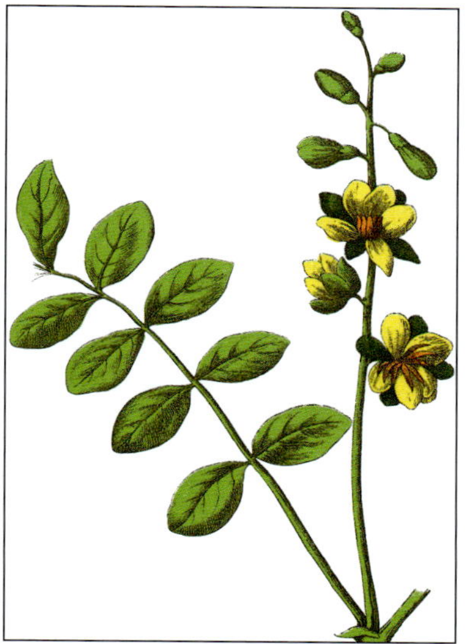

**Familie:** Caesalpimiaceae, Johannisbrotgewächse

**Herkunft:** Heimisch in allen topischen und subtropischen Gebieten

**Pflanzenteile:** Blätter und Früchte

**Humorale Qualität:** kühlend 2°, wärmend 0–1°, trocknend 0–1°, befeuchtend/nährend 0–1°

**Geschmack:** bitter, süss

**Eigenschaften:** laxierend / abführend, antiabsorbtiv / wasseraufnahmehemmend

**Inhaltsstoffe:** Anthracenderivate; Naphthalenderivate

### Wirkung

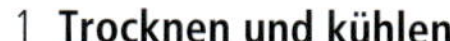

1 **Trocknen und kühlen**

Obstipation, Verstopfung chronisch, Verstopfung zeitweise, Gastrointestinaltraktblutung

2 **Schärfen ausleiten und kühlen**

Pankreasentzündung akut, Cholezystitis, Gallenblasenentzündung

3 **Befeuchten / nähren und wärmen**

Amenorrhö chronisch, Menstruationsblutung ausbleibend, Spasmen, Lebererkrankungen, Ikterus, Gelbsucht

**Kontraindikationen:** Nicht während der Schwangerschaft und Stillzeit anwenden. Bei Darmverschluss, akutentzündlichen Erkrankungen des Darmes, Appendizitis.

**Nebenwirkungen:** Als Nebenwirkungen des abführenden Effekts oder bei Überdosierung können krampfartige Magen-Darm-Beschwerden auftreten. Langzeitanwendung führt zu Verlusten an Elektrolyten, bes. an Kalium-Ionen, und in deren Folge zu Hyperaldosteronismus, Albuminurie, Hämaturie, Hemmung der Darmmotilität, Muskelschwäche, Verstärkung der Wirkung von herzwirksamen Steroiden und Beeinflussung des Effekts von Antiarrhythmika, in seltenen Fällen auch zu Herzarrhythmien, Nephropathien, Ödemen und beschleunigtem Knochenabbau.

# Serenoa repens
## Sägepalme

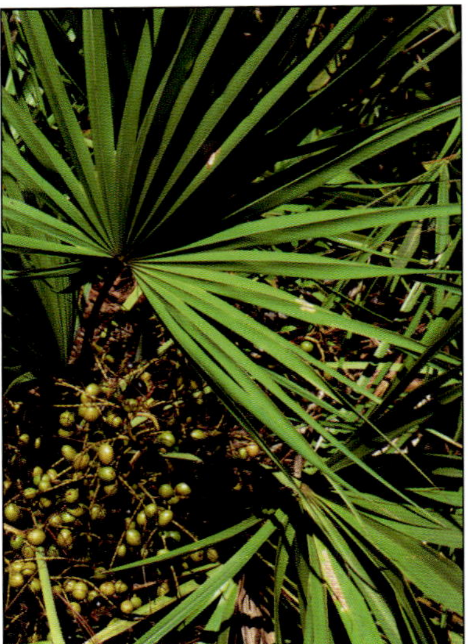

**Familie:** Arecaceae, Palmengewächse

**Herkunft:** Heimisch in den küstennahen Regionen Nordamerikas von Süd-Carolina bis Florida und Süd-Kalifornien

**Pflanzenteile:** Frucht

**Humorale Qualität:** kühlend 1–2°, wärmend 1°, trocknend 1–2°, befeuchtend/nährend 1°

**Geschmack:** süss, etwas sauer

**Eigenschaften:** prostatatrop, nährend, schleimhautreizungsmildernd, Androgenbildung anregend, Dihydrotestosteronbildung hemmend, Thyroxinbildung anregend, Progesteron- und Gestagenbildung anregend

**Inhaltsstoffe:** Steroide; Flavonoide; fettes Öl

## Wirkung

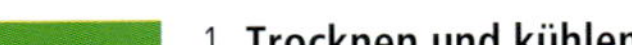

1 **Trocknen und kühlen**

Prostataerkrankungen, Prostatahyperplasie benigne, Prostataadenom, Prostatahypertrophie, Prostatavergrösserung, Bettnässen, Dermatitis, Ausschlag, Ekzem

1 **Schärfen ausleiten und kühlen**

Schwindsucht, Tuberkulose, Prostatitis, Prostataentzündung, Orchitis, Hodenentzündung, Zystitis, Blasenentzündung, Atemwegsentzündung, Erkältung, Bronchitis, Mastitis

2 **Befeuchten / nähren und wärmen**

Muskelatrophie, Haarausfall, Impotenz, Frigidität, Libido vermindert, Reizblase

3 **Trocknen und wärmen**

Bronchialkatarrh, Husten, Asthma

**Nebenwirkungen:** Magenbeschwerden wurden in seltenen Fällen beobachtet.

# Silybum marianum
## Mariendistel

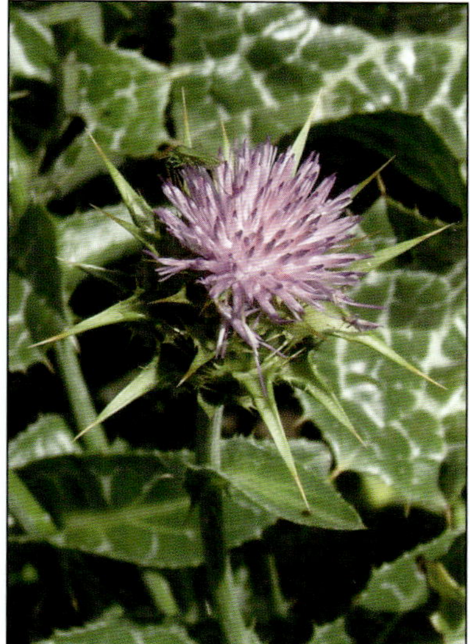

**Familie:** Asteraceae, Korbblütengewächse

**Herkunft:** Heimisch in ganz Europa

**Pflanzenteile:** reife Samen

**Humorale Qualität:** kühlend 1–2°, wärmend 3°, trocknend 1°, befeuchtend/nährend 3°

**Geschmack:** bitter

**Eigenschaften:** adstringierend / zusammenziehend, stoffwechselanregend, blutungsstillend, blutreinigend, galaktagog / milchflussfördernd, Leberheil- und Leberschutzmittel, leberzellregenerierende Wirkung, cholagog / galletreibend

**Inhaltsstoffe:** In der Fruchtschale der Wirkstoffkomplex Silymarin, ein Gemisch aus mehreren Flavonolignanen mit der Hauptkomponente Silibinin (Silybin). Im Kraut Flavonoide, Sterole, Polyine, Fumarsäure

### Wirkung

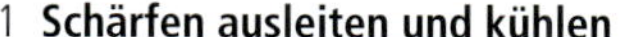

1 **Befeuchten / nähren und wärmen**

Leberfunktion vermindert, Leberzirrhose, Leberzellenschädigung, Leberzellen nährend, Bilirubinspiegel vermindert, Transaminasen-Aktivität geschwächt, Fettleber, Leberschwellung, Leberschmerzen, Spannungsgefühl im rechten Oberbauch, Gallenkolik, Cholelithiasis, Gallensteine, Gallenflussstau, Dyspeptische Beschwerden, Obstipation, Verstopfung, Völlegefühl, Milzleiden, Milztumore, Laktationsmangel, Milchbildungsmangel, Hämorrhoiden, Varizen, Krampfadern, Appetitlosigkeit, Flatulenz, Blähungen, Benommenheit, Kopfschmerzen, Migräne, Blutklumpen

1 **Schärfen ausleiten und kühlen**

Ikterus, Gelbsucht, Hepatitis, Cholezystitis, Gallenblasenentzündung, Toxine, Leberintoxikation, Geschwür, Fieber, Knollenblätterpilzvergiftung

2 **Trocknen und wärmen**

Blutung, Diarrhö, Durchfall, Milzschwellung, Übelkeit

# Solidago virgaurea
## Goldrute

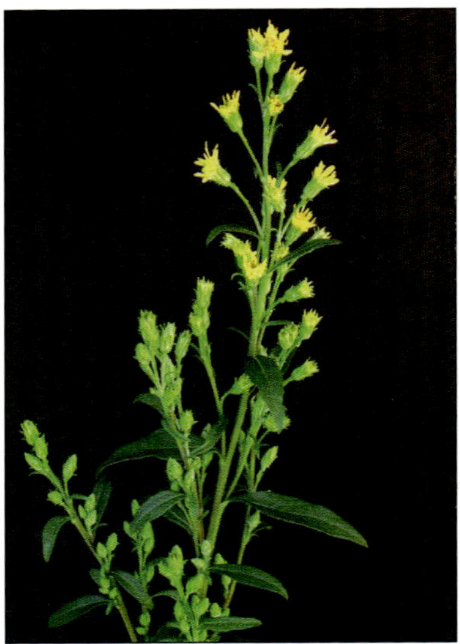

**Familie:** Asteraceae, Korbblütengewächse

**Herkunft:** Heimisch in Europa, Asien und Nordamerika

**Pflanzenteile:** Blüte

**Humorale Qualität:** kühlend 2–3°, wärmend 2–3°, trocknend 3°, befeuchtend/nährend 1–2°

**Geschmack:** bitter, adstringierend, leicht scharf

**Eigenschaften:** adstringierend / zusammenziehend, venentonisierend, obstipierend / durchfallhemmend, antiinflammatorisch / entzündungshemmend, abschwellend, antibakteriell, schwach spasmolytisch / krampflösend, blutreinigend, diuretisch / harntreibend, harnregulierend, granulationsfördernd / wundheilend

**Inhaltsstoffe:** Triterpensaponine, Flavonoide, Phenolglykoside wie Leiocarposid und Virgaureosid, ätherisches Öl, Dicaffeoylichinasäure

## Wirkung

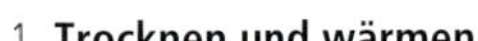

### 1 Trocknen und wärmen

Anurie akut, Oligurie, Urinieren vermindert, Niereninsuffizienz chronisch, Nierenfunktion vermindert, Bettnässen, Schwangerschaftsnephropathien, Wasserretention, Aszites, Bauchwassersucht, Diarrhö, Durchfall, Hypertonie, Bluthochdruck, Cholesterinwert erhöht, Schweissfüsse, Prostataadenom, Prostatahyperplasie, Prostatahypertrophie, Prostatavergrösserung, Ödeme, Ödeme in den unteren Extremitäten

### 1 Schärfen ausleiten und kühlen

Gicht, Arthritis, harnsaure Diathese, Harnsäurewert erhöht, Wunde eiternd, Geschwür, Zystitis, Blasenentzündung, Nephritis, Nierenentzündung, Pyelitis, Pyelonephritis, Nierenbeckenentzündung, Urogenitalentzündung, Urinieren schmerzhaft, Reizblase, Harnwegsinfekt, Prostatitis, Prostataentzündung, Sinusitis, Pertussis, Keuchhusten, Asthma bronchiale

### 2 Trocknen und kühlen

Ausschlag nässend, Ekzem nässend, Fluor vaginalis, Leukorrhö, Ausfluss, Colitis, Enteritis

### 2 Befeuchten/nähren und kühlen

Ekzem chronisch, Ausschlag chronisch, Dermatitis, Psoriasis, Schuppenflechte, Akne, Darmentzündung chronisch, Morbus Crohn

### 3 Befeuchten/nähren und wärmen

Nephrolithiasis, Nierensteine, Nierengries, Genitalorganschwäche, Nierenparenchymschwäche, Varizen, Krampfadern, Venenschwäche, Veneninsuffizienz, Kapillarpermeabilität schlecht, Wundheilung schlecht

# Symphytum officinale
## Beinwell

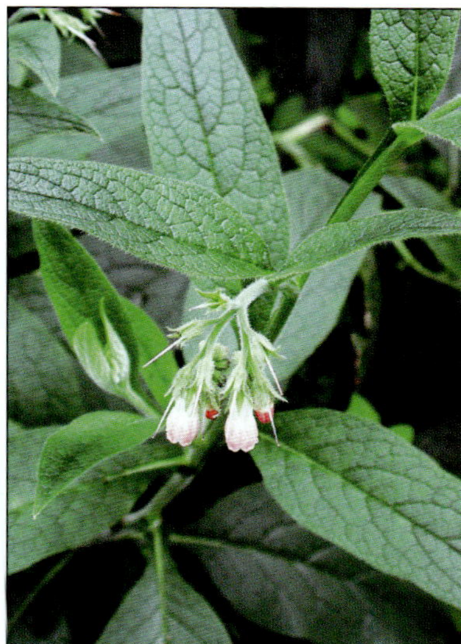

**Familie:** Boraginaceae, Borretschgewächse

**Herkunft:** Heimisch in Europa, gemässigten Gebieten Asiens und in den USA

**Pflanzenteile:** Wurzel

**Humorale Qualität:** kühlend 2°, wärmend 1–2°, trocknend 0°, befeuchtend/nährend 2°

**Geschmack:** süss, bitter

**Eigenschaften:** hepatotoxisch / lebertoxisch, antiinflammatorisch / entzündungshemmend, granulationsfördernd / wundheilend, kallusbildungsfördernd, schleimhautreizungsmildernd, sekretolytisch / schleimlösend, expectorierend / auswurffördernd, anregend, adstringierend / zusammenziehend, fördert die Zellneubildung, abschwellend, wundreinigend, lokal reizlindernd, analgetisch / schmerzstillend

**Inhaltsstoffe:** Allantoin, Schleimstoffe, Gerbstoffe, Triterpensaponine, giftige Pyrrolizidinalkaloide

## Wirkung

### 1 Befeuchten / nähren und wärmen

Knochenbrüche, Knochenerkrankungen, Osteoporose, Knochenschwund, Osteomalazie, Knochenerweichung, Muskelverletzung;

äusserlich: Bindegewebeschwäche, Kallusbildung vermindert, Knochenbrüche, Wundheilung schlecht, Bänderriss, Varizen, Krampfadern, Quetschung, Verbrennung, Verstauchung, Schwellung, Bluterguss, Hämatom, Schnittwunde, Hautschürfung

### 1 Befeuchten / nähren und kühlen

Lungenerkrankungen chronisch, Husten trocken, Lungenschleim zäh, Hals rauer, Husten, Asthma, Stuhltrockenheit, Obstipation, Verstopfung, Mundtrockenheit, Durst, Magengeschwür, Ulkus ventriculi, Ulkus duodeni;

äusserlich: Tendinitis, Sehnenentzündung, Periostitis, Knochenhautentzündung

### 3 Schärfen ausleiten und kühlen

Pneumonie, Lungenentzündung, Pertussis, Keuchhusten, Fieber, Entzündung, Halsentzündung, Laryngitis, Bronchitis, TBC, Tuberkulose;

äusserlich: Eiterung, Geschwür, Abszess, Akne

**Kontraindikationen:** Wegen der toxischen Eigenschaft sollte Symphytum officinale in prozessierter Form, z.B. spagyrisch, verabreicht werden. Nicht während der Schwangerschaft und Stillzeit anwenden.

**Nebenwirkungen:** Wegen des Gehaltes an hepatotoxisch und cancerogen wirksamen Pyrrolizidinalkaloiden muss die innerliche Anwendung der Wurzel in spagyrischer Form verabreicht werden. Die äusserliche Anwendung bei intakter Haut erscheint vertretbar. Die industrielle Herstellung von fast pyrrolizidinalkaloidenfreien Extrakten ist möglich.

# Taraxacum officinale

## Löwenzahn

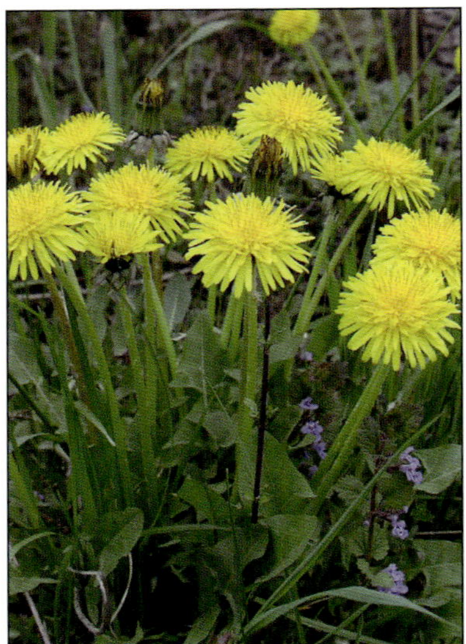

**Familie:** Asteraceae, Korbblütengewächse

**Herkunft:** Heimisch in Europa, Nordwestafrika, Skandinavien, Nord- und Südamerika, im Nahen Osten

**Pflanzenteile:** ganze Pflanze

**Humorale Qualität:** kühlend 2–3°, wärmend 2–3°, trocknend 1–2°, befeuchtend/nährend 2–3°

**Geschmack:** bitter

**Eigenschaften:** stoffwechselanregend, cholagog / galletreibend, diuretisch / harntreibend, Magenmittel, laxierend / abführend, tonisierend, Insulinbildung anregend, cholagog / galletreibend, choleretisch / lebergallefördernd, blutreinigend, entgiftend

**Inhaltsstoffe:** Sesquiterpenlacton-Bitterstoffe wie Taraxinsäureglykosid; Triterpene wie Taraxasterol; Carotinoide, Flavonoide, Mineralstoffe mit hohem Anteil an Kaliumsalzen

## Wirkung

### 1 Schärfen ausleiten und kühlen

Hepatitis, Ikterus, Gelbsucht, Leberzirrhose, Gastritis, Magenschleimhautentzündung, Zystitis, Blasenentzündung, Mastitis, Brustdrüsenentzündung, Appendizitis, Blinddarmentzündung, Laryngitis, Augenentzündung, Konjunktivitis, Bindehautentzündung, Mumps, Toxine, Ulkus, Karbunkel, Furunkel, Abszess, Akne, Ausschlag, Ekzem, Dermatitis, Psoriasis, Schuppenflechte, Arthritis, Rheuma, Kopfschmerzen, Alkoholabusus, Drogenmissbrauch, Medikamentbelastung, Chemikalienbelastung, Stoffwechseltoxine im Bindegewebe, Chemotherapie-Begleitung, Krebstherapie-Begleitung

### 1 Befeuchten / nähren und wärmen

Gallensteine, Cholelithiasis, Nephrolithiasis, Nierensteine, Pfortaderstau, Blutgerinnsel, Blut dickflüssig, Rekonvaleszenz, Schwäche, Infekt chronisch, Blutzuckerschwankung, Appetitlosigkeit, Gastritis hypoacide, Magenschmerzen, Gastralgie, Oligurie, Urinieren vermindert, Arteriosklerose, Knotenbildung, Schwellung, Verhärtung, Tumore gutartig, Krebs, Brustkrebs, Gallenflussstau, PMS, Prämenstruelles Syndrom, Menstruationsblutung unregelmässig, Obstipation, Verstopfung, Dysmenorrhö, Menstruationsblutung schmerzhaft, Fettunverträglichkeit, Depressionen, Melancholie, Schlafstörungen

### 2 Trocknen und wärmen

Cholesterinwert erhöht, Blutfettwert erhöht, Hypertonie, Bluthochdruck, Ödeme, Wasserretention, Aszites, Bauchwassersucht, Hydrops, PMS, Prämenstruelles Syndrom, Brustspannen, Brustverhärtung, Brustschwellung

### 2 Befeuchten / nähren und kühlen

Gesichtsrötung, Fieber, Harnsäurewert erhöht, Reizbarkeit, Wutausbruch, Zorn, Aggression, Tinnitus

**Kontraindikationen:** Bei Hypotonie. Bei Verschluss der Gallenwege, Gallenblasenemphysem, Ileus.

**Nebenwirkungen:** Superacide Magenbeschwerden können wegen der sekretionsfördernden Wirkung ausgelöst werden. Schwache Sensibilisierungspotenz.

# Thymus vulgaris
## Thymian

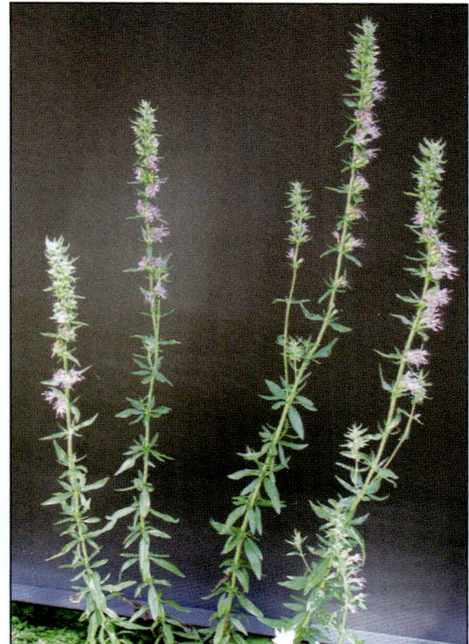

**Familie:** Lamiaceae, Lippenblütengewächse

**Herkunft:** Heimisch in den Mittelmeerländern, in Nordafrika und Teilen Asiens, kultiviert Weltweit

**Pflanzenteile:** Kraut und Blüten

**Humorale Qualität:** kühlend 1–2°, wärmend 2–3°, trocknend 1–2°, befeuchtend/nährend 2–3°

**Geschmack:** aromatisch, scharf, leicht bitter

**Eigenschaften:** expectorierend / auswurffördernd, antitussiv / hustenstillend, bronchospasmolytisch / Krämpfe in den Bronchien lösend, carminativ / blähungs- und gärungswidrig, stimulierend, emmenagog / menstruationsfördernd, antiseptisch / desinifzierend / keimtötend, expektorierend / auswurffördernd, antibakteriell, äusserlich: hyperämisierend / durchblutungsfördernd

**Inhaltsstoffe:** Ätherisches Öl mit Thymol, Cymen und Carvacrol als Hauptbestandteile, Lamiaceen- Gerbstoffe, Triterpene, Flavonoide

## Wirkung

### 1 Befeuchten/nähren und wärmen

Immunschwäche, Kälteaversion, Schüttelfrost, Verdauungsschwäche, Übelkeit, Flatulenz, Blähungen, Diarrhö, Durchfall, Stuhl wässrig, Stuhl lose, Abdominalschmerzen, Bauchschmerzen, Amenorrhö, Menstruationsblutung ausbleibend, Hypomenorrhö, Menstruationsblutung schwach, Dysmenorrhö, Menstruationsblutung schmerzhaft, Dyspnö, Atemnot, Hustenkrampf mit dünnem weissen Auswurf, Müdigkeit, Abgeschlagenheit, Energiemangel, Erschöpfung, Blässe, Abwehrschwäche, Immunschwäche, Infektanfälligkeit, Traurigkeit, Besorgnis, Ich-Wahrnehmung geschwächt, Anorexie, Magersucht, Senilität, Zittern, Appetitlosigkeit, Stoffwechselschwäche, Libido vermindert, kalter Uterus, Erschöpfung geistig, Depressionen, Melancholie

### 1 Schärfen ausleiten und kühlen

Erkältung, Grippe, Myalgie, Muskelschmerzen, Husten, Halsentzündung, Asthma bronchiale, Bronchialschleim, Bronchitis, Pertussis, Keuchhusten, Infekt Beginn, Niesen, Rhinitis, Nasenschleimhautentzündung, Sinusitis, Colitis, Enteritis, Darmentzündung

### 2 Trocknen und wärmen

Fluor vaginalis, Leukorrhö, Ausfluss

### 3 Befeuchten/nähren und kühlen

Angst, Alpträume, Nervosität, Insomnia, Schlaflosigkeit nervlich bedingt

**Kontraindikationen:** Nicht während der Schwangerschaft anwenden. Bei Hyperthyreose.

**Nebenwirkungen:** Geringe Sensibilisierungspotenz.

# Tropaeolum majus

## Kapuzinerkresse, grosse

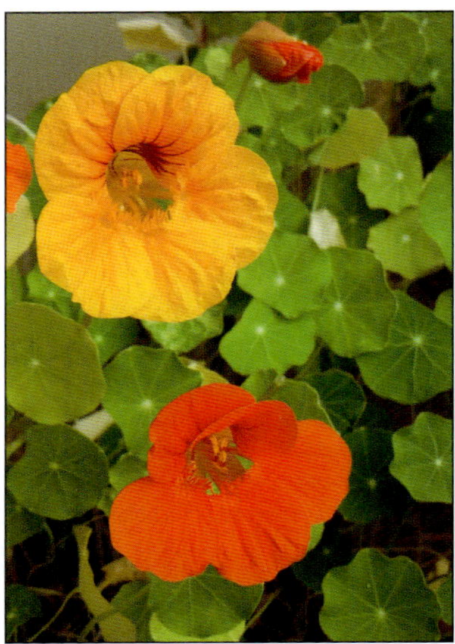

**Familie:** Brassicaceae, Kreuzblütengewächse

**Herkunft:** aus dem westlichen Südamerika (Brasilien, Peru), wächst an feuchten Stellen und Auen

**Pflanzenteile:** Kraut, Herba

**Humorale Qualität:** kühlend 2°, wärmend 2°, trocknend 1°, befeuchtend/nährend 0–1°

**Geschmack:** scharf

**Eigenschaften:** antimykotisch, fungostatisch, antimikrobiell, antiviral, antibakteriell, antibiotisch gegen Enterokokken, Staphylokokken, Streptokokken, Proteus, Pseudomonas pyocyanea, immunstimulierend

**Inhaltsstoffe:** Benzylsenföle (oberhalb einer Verdünnung 1:50'000 antibiotisch), Senfglykoside, Glucotropaeolin, Benzylisothiocyana, Ascorbinsäure, Flavonoide und Carotinoide, Oxalsäure

## Wirkung

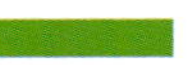

1 **Schärfe ausleiten und kühlen**

Bronchitis, Husten, Sinusitis, Harnwegsinfekte, Blasenentzündung, grippale Infekte, Grippe, infektiöse Erkrankungen, Candida albicans, Mykosen, Hautpilz, Scheidenpilz, Fluor vaginalis, Scheidenentzüdung

**Kontraindikationen:** während der Schwangerschaft nicht hoch dosieren

**Nebenwirkungen:** Bei Magenempfindlichkeit wie auch Reizdarm kann eine hochdosierte Einnahme zu Magen-Darm-Beschwerden führen. In der Schwangerschaft ist die hochdosierte Einnahme nur nach Absprache mit dem Arzt / Hebamme sinnvoll.

# Urtica urens
## Brennessel, kleine

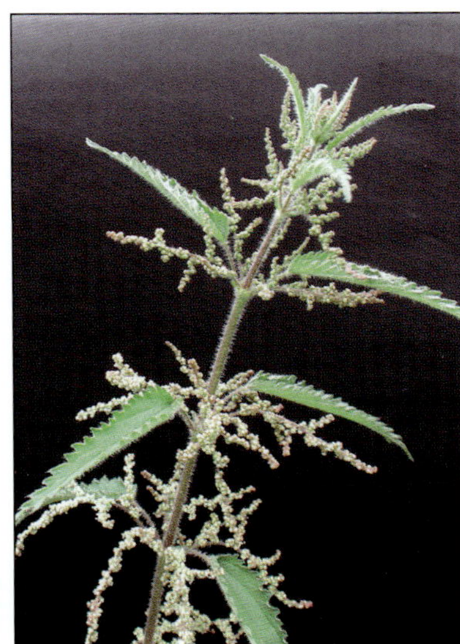

**Familie:** Urticaceae, Brennesselgewächse

**Herkunft:** Heimisch in den gemässigten Regionen der ganzen Welt

**Pflanzenteile:** oberirdische Teile

**Humorale Qualität:** kühlend 1°, wärmend 3°, trocknend 2°, befeuchtend/nährend 2–3°

**Geschmack:** scharf

**Eigenschaften:** adstringierend / zusammenziehend, blutungsstillend, diuretisch / harntreibend, galaktagog / milchflussfördernd, sekretolytisch / schleimlösend, expectorierend / auswurffördernd, tonisierend, nährend, zerteilend, reinigend, blutbildend trocknend, Androgenbildung anregend, Testosteronbildung anregend, Thyroxinbildung anregend, Insulinbildung anregend

**Inhaltsstoffe:** in den Brennhaaren der frischen Pflanze: Histamin, Serotonin, Leukotriene, Acetylcholin, Ameisensäure; Flavonoide, Rutin, Isoquercitrin, Astragalin, Kämpferol, Kieselsäure, ätherisches Öl, Kalium-Ionen; Nitrate

## Wirkung

### 1 Befeuchten / nähren und wärmen

Flatulenz, Blähungen, Völlegefühl, Infertilität, Abwehrschwäche, Infektanfälligkeit, Immunschwäche, Schwangerschaft, Stillzeit, Rekonvaleszenz, Schwäche, Burnout, Geriatrikum, Hyperglykämie, Blutzuckerwerte erhöht, Diabetes mellitus, Anämie aus Vitamin B 12-Mangel, Perniziöse Anämie, Blutmangel konstitutionell, Laktationsmangel, Milchbildungsmangel, Libido vermindert, Impotenz, Hypothyreose, Schilddrüsenunterfunktion, Ergrauen frühzeitig, Haarausfall, Osteoporose, Knochenschwund, Asthma, Arteriosklerose, Amenorrhö, Menstruationsblutung ausbleibend, Dysmenorrhö, Menstruationsblutung schmerzhaft, PMS, Prämenstruelles Syndrom, Verspannung, Gicht, harnsaure Diathese, Arthritis, Rheuma, Ischias, Arthrose, Gelenkschmerzen (auch äusserlich frisch anwenden), Nephrolithiasis, Nierensteine, Nierengries, Harnverhalten

### 1 Trocknen und wärmen

Hypermenorrhö, Menstruationsblutung stark, Blutung nach der Geburt, Wochenbettblutung, Zwischenblutung, Uterusblutung im Klimakterium, Menorrhagie, Menstruationsblutung stark und lang, Menstruationsblutung lange anhaltend, Myomblutung, Zystenblutung, Hämaturie, Blut im Urin, Nierenblutung, Darmblutung, Hämorrhoiden blutend, Epistaxis, Nasenbluten, Zahnfleischbluten, Magenblutung, Hämatemesis, Bluterbrechen, Lungenblutung, Augen blutunterlaufen, Nasenverschleimung, Nasennebenhöhlenverschleimung, Bronchialschleim, Lungenschleim, Magenschleim, Schleim im Verdauungstrakt, Stuhl weich, Diarrhö, Durchfall, Uterusschleim, Infertilität durch Schleim, Fluor vaginalis, Leukorrhö, Ausfluss, Ödeme, Schwitzen profus, Endometriose, Prostataadenom, Prostatahyperplasie, Prostatahypertrophie, Prostatavergrösserung

▶

◀

## 2 Schärfen ausleiten und kühlen

TBC, Lungentuberkulose, Lippengeschwür, Mundgeschwür, Pharyngitis, Rachenentzündung, Halsentzündung, Angina tonsillaris, Tonsillitis, Mandelentzündung, Furunkel, Karbunkel, Akne, Urtikaria, Nesselfieber, Exanthem, Hauterkrankungen allergisch, Nephritis, Nierenentzündung, Zystitis, Blasenentzündung;

äusserlich: Abszess, Wunde

## 3 Befeuchten / nähren und kühlen

Menopausensyndrom, Wechseljahrbeschwerden, Klimakterium, Nachtschweiss, Ausschlag, Ekzem, Dermatitis, Hauterkrankungen chronisch

**Kontraindikationen:** Bei Ödemen infolge Herzinsuffizienz.

**Nebenwirkungen:** Selten wurden nach Einnahme der Droge allergische Reaktionen beobachtet wie Hautaffektionen, Ödeme.

# Valeriana officinalis
## Baldrian

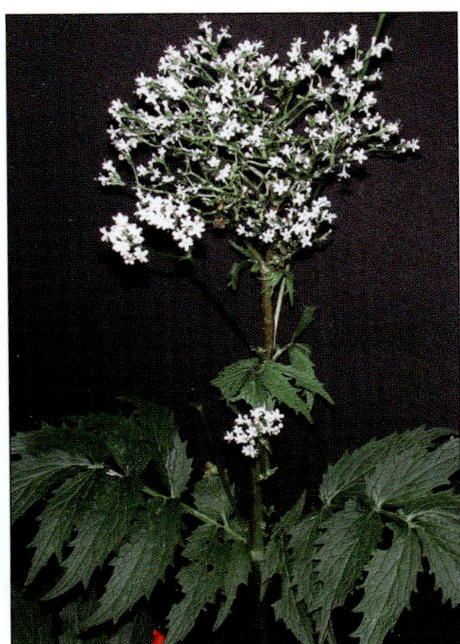

**Familie:** Valerianaceae, Baldriangewächse

**Herkunft:** Heimisch in Europa und den gemässigten Regionen Asiens, kultiviert in Europa, USA und Japan

**Pflanzenteile:** unterirdische Teile, Rhizom mit Wurzeln

**Humorale Qualität:** kühlend 2°, wärmend 2°
trocknend 0°, befeuchtend/nährend 2–3°

**Geschmack:** bitter, süss

**Eigenschaften:** sedierend / beruhigend, antipyretisch / fiebersenkend, spasmolytisch / krampflösend, carminativ / blähungs- und gärungswidrig, stimulierend, analgetisch / schmerzstillend

**Inhaltsstoffe:** Ätherisches Öl mit Borneylisovalerianat und freier Isovaleriansäure (beide verantwortlich für den typischen Baldriangeruch, der beim Trocknen der Droge auftritt); Valerensäuren (Sesquiterpene); Valepotriate (Iridoide) wie Valtrat (wegen der Instabilität dieser Verbindungen sind in Extrakten und Tinkturen nur deren Abbauprodukte, so genannte Baldrinale, enthalten); geringe Mengen Pyridinalkaloide, Phenolcarbonsäuren

## Wirkung

### 1 Befeuchten / nähren und kühlen

Nervosität, Unruhe mit Hitzegefühl, Verwirrtheit, Reizbarkeit, Unruhe innere, Stress, Hysterie, Panikattacke, Herzschmerzen nervlich bedingt, Erregbarkeit in der Gravidität, Schwangerschaft, Menstruationsblutung mit Erregbarkeit, Angst, Anspannung, Colon irritabile, Insomnia, Schlaflosigkeit, Menopausensyndrom, Wechseljahrbeschwerden, Klimakterium, Hitzewallungen, Nachtschweiss, Schwindel, Spasmen, Kopfschmerzen, Migräne, Neuralgie, Magenkrämpfe nervlich bedingt, Darmkrämpfe, Römheld Syndrom, Uteruskrampf, Epilepsie, Muskelverspannung, Muskelhartspann, Muskelkrämpfe, Asthma bronchiale, Kurzatmigkeit, Hyperthyreose, Schilddrüsenüberfunktion

### 2 Befeuchten / nähren und wärmen

Müdigkeit, Abgeschlagenheit, Energiemangel, Erschöpfung, Neurasthenie, Nervenschwäche, Überanstrengung geistig, Konzentrationsstörungen, Ohnmacht, Depressionen, Niedergeschlagenheit, Trauma, Schock, Unfallfolgen, Gedächtnisschwäche, Vergesslichkeit, Rheuma, Arthritis, Hypertonie, Bluthochdruck, Palpitationen, Angina pectoris, Dysmenorrhö, Menstruationsblutung schmerzhaft

### 3 Schärfen ausleiten und kühlen

Herpes zoster, Gürtelrose, Gastritis, Magenschleimhautentzündung, Ulkus

**Nebenwirkungen:** Verstärkung der sedativen Wirkung von Benzodiazepinen (Valium etc.). In seltenen Fällen kann es zu gastrointestinalen Beschwerden, sehr selten zu Kontaktallergien kommen. Bei längerer Anwendung können folgende Symptome auftreten: Kopfschmerzen, Unruhezustände, Schlaflosigkeit, Mydriasis, Störungen der Herztätigkeit. Bei grösseren Hautverletzungen, akuten Hauterkrankungen, schweren fieberhaften und infektiösen Erkrankungen, Herzinsuffizienz und Hypertonie sollten Vollbäder mit Zusatz des ätherischen Öls oder von Extrakten mit Vorsicht angewendet werden.

# Viola tricolor
## Stiefmütterchen

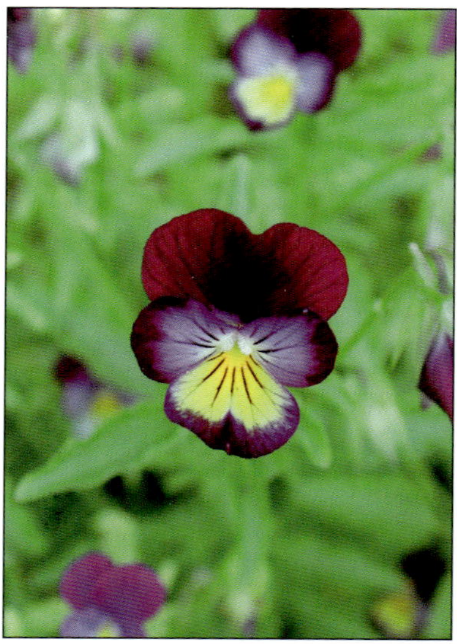

**Familie:** Violaceae, Veilchengewächse

**Herkunft:** Heimisch im gemässigten Klima Europas und Asiens, kultiviert in Holland und Frankreich

**Pflanzenteile:** oberirdische Teile

**Humorale Qualität:** kühlend 3°, wärmend 1°, trocknend 2°, befeuchtend/nährend 2°

**Geschmack:** sauer, süss, bitter

**Eigenschaften:** antipyretisch / fiebersenkend, schleimhautreizungsmildernd, spasmolytisch / krampflösend, analgetisch / schmerzstillend, antiinflammatorisch / entzündungshemmend, granulationsfördernd / wundheilend, sekretolytisch / schleimlösend, antibakteriell, blutreinigend, erweichend, diaphoretisch / schweisstreibend, diuretisch / harntreibend, laxierend / abführend

**Inhaltsstoffe:** lavonoide, Rutin; Phenolcarbonsäuren: Salicylsäure; Schleimstoffe; Gerbstoffe; Hydroxycumarine; Triterpensaponine

## Wirkung

1 **Trocknen und kühlen**

Ausschlag, Dermatitis, Ekzem nässend, Windeldermatitis, Haut unrein, Drüsenschwellung

1 **Schärfen ausleiten und kühlen**

Fieber, Fieberkrampf, Erkrankungen fieberhafte, Psoriasis, Schuppenflechte, Furunkel, Karbunkel, Akne, Pusteln, Herpes labialis, Bronchitis, Pertussis, Keuchhusten, Zystitis, Blasenentzündung, Nervenentzündung, Gonorrhö, Syphilis unterstützend, Hypertonie, Bluthochdruck

2 **Befeuchten/nähren und kühlen**

Ekzem trocken, Säuglingsekzem, Milchschorf, Psoriasis, Schuppenflechte, Halstrockenheit, Husten, Angst, Nervosität, Aphte

3 **Befeuchten/nähren und wärmen**

Asthma, Arteriosklerose, Rheuma der kleinen Gelenke, Herzschmerzen nervlich bedingt, Hysterie, Krämpfe bei Kindern, Epilepsie, Insomnia, Schlaflosigkeit

# Viscum album
## Mistel

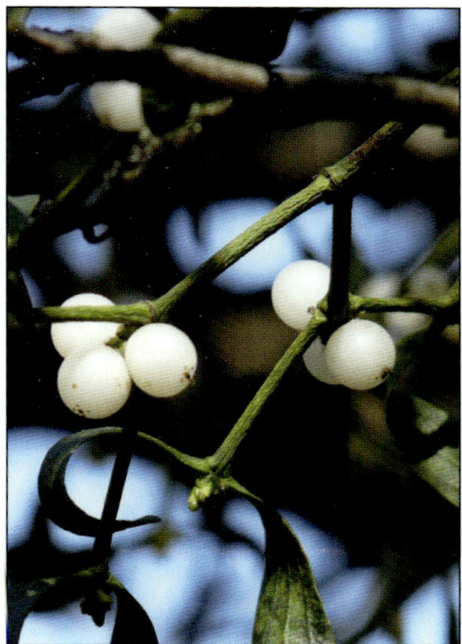

**Familie:** Loranthaceae, Mistelgewächse

**Herkunft:** Heimisch in Europa, Asien, auf verschiedenen Baumarten

**Pflanzenteile:** Kraut, Herba

**Humorale Qualität:** kühlend 2–3°, wärmend 2–3°, trocknend 1–2°, befeuchtend/nährend 3°

**Geschmack:** bitter, süss, sauer

**Eigenschaften:** kühlend, leicht befeuchtend, zerteilend, erweichend, besänftigend, tonisierend, blutdrucksenkend

**Inhaltsstoffe:** eiweissartige Verbindungen (Viscotoxine, Lecitine), Lignane, Flavnoide, biogene Amine, Schleimstoffe

### Wirkung

**1 Befeuchten / nähren und wärmen**

Arteriosklerose, Hypertonie, Blutzirkulationsstörungen, Blutandrang im Kopf, Gesichtsröte, Palpitationen, Tachykardie, Angina pectoris, Krämpfe, Wadenkrämpfe, verhärtete Lymphknoten, Krebserkrankungen, benigne und maligne Tumore (parenteral verabreicht), degenerativ-entzündliche Gelenkerkrankungen, rheumatoide Arthritis, kalte Füsse, Apoplexie (auch prophylaktisch), spastische Bronchitis, Amenorrhö, Kreuz- und Knochenschmerzen, Knochenmarkstätigkeit vermindert, Sehnenossifikation

**1 Befeuchten / nähren und kühlen**

Hyperthyreose, nervöse Herzstörungen, psychische Rastlosigkeit, Angstzustände, Schlafstörungen, durch Träume gestörter Schlaf, Kopfschmerzen, Kopfdruck, Migräne, Hitzewallungen, Wechseljahrbeschwerden, Tinnitus, Schwindel, Tremor, Zuckungen, Neuralgien, Reizbarkeit, Zorn, Frustration, Groll

**2 Trocknen und kühlen**

Glaukom, Drüsenschwellungen, Epistaxis, Blutungen der inneren Organe, Hämorrhagien, uterine Blutungen während der Schwangerschaft

**3 Trocknen und wärmen**

Asthma bronchiale, Lungenemphysem

**3 Schärfen ausleiten und kühlen**

Herpes labialis und genitalis, Herpes zoster, Geschwüre, Furunkel, Karbunkel, Myogelosen

# Vitex agnus-castus
## Mönchspfeffer

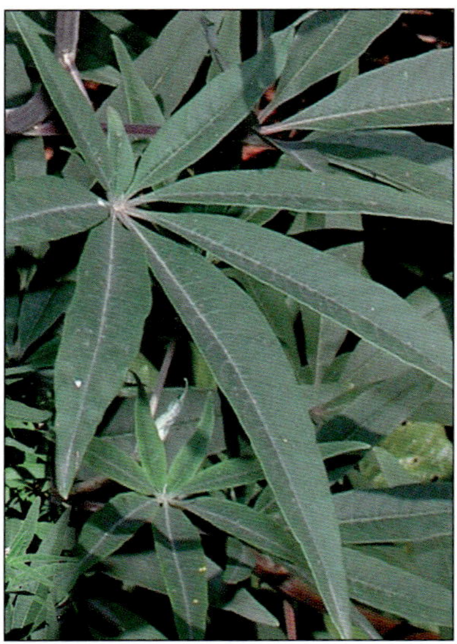

**Familie:** Verbenaceae, Eisenkrautgewächse

**Herkunft:** Heimisch im Mittelmeerraum, kultiviert in Albanien und Marokko

**Pflanzenteile:** reife Früchte

**Humorale Qualität:** kühlend 1°, wärmend 3–4°, trocknend 1–2°, befeuchtend/nährend 3–4°

**Geschmack:** bitter, leicht scharf

**Eigenschaften:** emmenagog / menstruationsfördernd, anaphrodisiak / geschlechtstriebhemmend, Hypothlamus-Hypophys-Corpus luteum wirksam, Prolaktin hemmend, Progesteronbildung und Gestagenbildung anregend, Östrogen- und Gestrogenhaushalt ausgleichend

**Inhaltsstoffe:** Casticin u. a. lipophile Flavonoide, Iridoidglykoside Agnusid und Aucubin, ätherisches Öl mit Bornylacetat, Cineol und Limonen; Diterpene wie Rotundifuran und Vitexilacton; fettes Öl

## Wirkung

### 1 Befeuchten / nähren und wärmen

PMS, Prämenstruelles Syndrom, Stimmungsschwankung, Reizbarkeit, Rückenschmerzen, Migräne zyklusabhängig, Dysmenorrhö, Menstruationsblutung schmerzhaft, Menstruationsblutung unregelmässig, Progesteronproduktion vermindert, Menstruationsprobleme, Hypomenorrhö, Menstruationsblutung schwach, Infertilität durch Störungen der Gelbkörperproduktion, Amenorrhö, Menstruationsblutung ausbleibend, Klimakterium, Wechseljahrbeschwerden, Menopausensyndrom, Nachtschweiss, Hitzewallungen, Vaginaltrockenheit, sexuelle Übererregtheit des Mannes, Neigung zu sexueller Ausschweifung, Hyperthyreose, Schilddrüsenüberfunktion, Uterusschmerzen, Mittelschmerzen, Brustknoten gutartig, Mastodynie, Milchdrüsenschwellung, Brustschwellung vor der Menstruationsblutung, Brustspannen vor der Menstruationsblutung, Mastopathie im Präklimakterium, Appetitzügler, Milchstau, Akne, Infertilität der Frau, Verdauungsschwierigkeit, Völlegefühl, Abdominalspasmen, Bauchkrämpfe, Abdominalschmerzen, Bauchschmerzen, Flatulenz, Blähungen, Borborygmus, Bauchgurgeln, Obstipation, Verstopfung, Einschlafstörungen, Libido vermindert (je nach Dosierung zur Stärkung oder zur Schwächung der Libido), Prostataneurose, Hypophysentätigkeit unausgeglichen, Östrogen-Progesteron-Verhältnis unausgeglichen, Pubertätsakne, knabenhafter Habitus bei Frauen, Wachstumsverzögerung, Reifungsverzögerung bei Kindern und Jugendlichen, Impotenz funktionell, Neurasthenie, Nervenschwäche beim Mann, Impotenz des Mannes (niedrig dosieren, hohe Dosierung verursacht erhöhte Impotenz), Libido vermindert bei der Frau, sexuell uninteressiert, Infertilität der Frau, Eisprung verfrüht

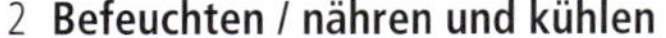

### 2 Befeuchten / nähren und kühlen

Palpitationen, Unruhe, Schlafstörungen

### 2 Trocknen und wärmen

Endometriose, Menorrhagie, Menstruationsblutung stark und lang, Milzschwellung, Lymphadenitis, Lymphdrüsenschwellung, Lymphatismus mit hypertrophen Mandeln vor allem bei jungen Frauen, Lymphflussstau postoperativ, Mastopathie, Ovarienschwellung, Ödeme, Wasserretention

### 3 Schärfen ausleiten und kühlen

Prostatitis, Prostataentzündung, Orchitis, Hodenentzündung

**Kontraindikationen:** Nicht während der Schwangerschaft anwenden.

**Nebenwirkungen:** Selten Bildung von Exanthemen. Selten zu frühe Wiederkehr der Periode nach der Geburt. Wechselwirkungen sind keine bekannt.

# Zingiber officinalis
## Ingwer

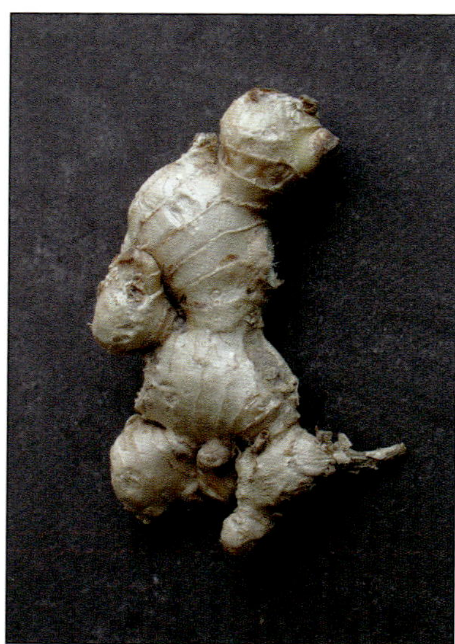

**Familie:** Zingiberaceae, Ingwergewächse

**Herkunft:** Heimisch in Südostasien, kultiviert in USA, China, Indien, Karibik, tropischen Gebieten

**Pflanzenteile:** Wurzel

**Humorale Qualität:** kühlend 0°, wärmend 4°, trocknend 2°, befeuchtend/nährend 2°

**Geschmack:** scharf, aromatisch

**Eigenschaften:** diaphoretisch / schweisstreibend, verdauungsfördernd, carminativ / blähungs- und gärungswidrig, stimulierend, antiemetisch / gegen Erbrechen, spasmolytisch / krampflösend

**Inhaltsstoffe:** ätherisches Öl, (-)-alpha-Zingiberen und ar-Curcumen, beta-Bisabolen und ar- Curcumen, Neral und Geranial, D-Campher, beta-Phellandren, Geranial, Neral und Linalool, (E)-alpha-Farnesen, als Geruchsträger wichtig Zingiberol, Gingerole, Shoagole, Stärke

## Wirkung

### 1 Befeuchten/nähren und wärmen

Blutzirkulation vermindert, Durchblutungsstörungen, Übelkeit, Reiseübelkeit, Seekrankheit, Erbrechen, Magen nervöser, Appetitlosigkeit, Obstipation, Verstopfung, Dysmenorrhö, Menstruationsblutung schmerzhaft, Amenorrhö, Menstruationsblutung ausbleibend, Flatulenz, Blähungen, Magenschwäche, Verdauungsschwäche, Kälteschmerzen im Abdomen, Dyspeptische Beschwerden, Diarrhö, Durchfall, kalte Extremitäten, Zukunftssorgen

### 2 Schärfen ausleiten und kühlen

Erkältung, Grippe, Fischvergiftung

### 3 Trocknen und wärmen

Hämorrhagie, Blutungen, Uterusblutung mit Blässe und kalten Extremitäten, Husten mit Schleim

**Kontraindikationen:** Bei Übermass an Cholera und Hypertonie-Patienten nur in kleinen Mengen verwenden.

# Definition von Erkrankungen und Symptomen in der TEN

| Fachbegriff | Diagnose | Therapieprinzip |
|---|---|---|
| Adipositas | feucht / kalt | trocknen / wärmen |
| Agression | trocken / kalt<br>trocken / warm | befeuchten / nähren und wärmen<br>befeuchten / nähren und kühlen |
| Akne diverse Formen | feucht / warm<br>feucht / kalt<br>Schärfen | trocknen / kühlen<br>trocknen / wärmen<br>Schärfen ausleiten und kühlen |
| Albuminurie | feucht / warm, Überproduktion von Albumin in der Leber<br>feucht / kalt, chronischer Zustand<br>Schärfen, bei Nierenentzündung<br>kalt / trocken, bei Niereninsuffizienz | trocknen / kühlen<br>trocknen / wärmen<br>Schärfen ausleiten und kühlen<br>befeuchten / nähren und wärmen |
| Amenorrhö | trocken / kalt | befeuchten / nähren und wärmen |
| Analfissur | Schärfen<br>feucht / warm | Schärfen ausleiten und kühlen<br>trocknen / kühlen |
| Angina tonsillaris | Schärfen | Schärfen ausleiten und kühlen |
| Angst | trocken / warm, Choleriker neigt zu Jobangst<br>trocken / kalt, Melancholiker neigt zu Zukunftsangst | befeuchten / nähren und kühlen<br>befeuchten / nähren und wärmen |
| Anorexie | trocken / kalt, Verlust von Körpersubstanz | befeuchten / nähren und wärmen |
| Apoplexie | trocken / kalt | befeuchten / nähren und wärmen |
| Appetitlosigkeit | siehe Inappetenz | |
| Ärger | trocken / kalt<br>trocken / warm | befeuchten / nähren und wärmen<br>befeuchten / nähren und kühlen |
| Arterienverkalkung | siehe Arteriosklerose | |
| Arteriosklerose | kalt / trocken | befeuchten / nähren und wärmen |
| Arthritis akut (2.Stadium) | trocken / warm<br>Schärfen | befeuchten / nähren und kühlen<br>Schärfen ausleiten und kühlen |
| Arthritis chronisch (3.Stadium) | trocken / kalt | befeuchten / nähren und wärmen |
| Arthrose (1. Stadium, Zustand vor Arthritis) | kalt / trocken | befeuchten / nähren und wärmen |
| Asthma bronchiale | trocken / kalt<br>trocken / warm<br>Schärfen<br>feucht / kalt | befeuchten / nähren und wärmen<br>befeuchten / nähren und kühlen<br>Schärfen ausleiten<br>trocknen / wärmen |
| atopisches Ekzem | siehe Neurodermitis | |
| Aufstossen saures | siehe Reflux | |
| Ausfluss vermehrt | siehe Leukorrhö | |
| Autismus | trocken / kalt | befeuchten / nähren und wärmen |
| Autoimmunerkrankung | trocken / kalt | befeuchten / nähren und wärmen |
| Bauchkrämpfe | trocken / kalt, Schwäche der Kochung | befeuchten / nähren und wärmen |

| Fachbegriff | Diagnose | Therapieprinzip |
|---|---|---|
| Benommenheit | kalt / trocken | befeuchten / nähren und wärmen |
| Bettnässen | siehe Enuresis | |
| Bewusstseinstrübung | kalt / trocken | befeuchten / nähren und wärmen |
| Blähungen mit Windabgang | siehe Flatulenz | |
| Blähungen ohne Windabgang | siehe Meteorismus | |
| Blasenentzündung akut | siehe Zystitis akut | |
| Blasenentzündung chronisch | siehe Zystitis chronisch | |
| Blasenschwäche | siehe Harninkontinenz | |
| Blaue Flecken | siehe Hämatom | |
| Bluterbrechen | siehe Hämatemesis | |
| Bluterguss | siehe Hämatom | |
| Bluthochdruck | siehe Hypertonie | |
| Bluttiefdruck | siehe Hypotonie | |
| Blutungen | siehe Hämorrhagie | |
| Bronchialkatarrh | feucht / kalt<br>Schärfen | trocknen / wärmen<br>Schärfen ausleiten und kühlen |
| Bronchitis akut | feucht / warm<br>Schärfen | trocknen / kühlen<br>Schärfen ausleiten und kühlen |
| Bronchitis chronisch | feucht / kalt<br>trocken / kalt | trocknen / wärmen<br>befeuchten / nähren und wärmen |
| BWS-Syndrom | trocken / warm | befeuchten / nährend und kühlen |
| Cephalgie | trocken / warm<br>trocken / kalt<br>feucht / warm<br>Schärfen | befeuchten / nähren und kühlen<br>befeuchten / nähren und wärmen<br>trocknen / kühlen<br>Schärfen ausleiten und kühlen |
| Cholesterinwerte erhöht | feucht / kalt<br>trocken / kalt | trocknen / wärmen<br>befeuchten / nähren und wärmen |
| Colitis ulcerosa | warm / trocken<br>Schärfen | befeuchten / nähren und kühlen<br>Schärfen ausleiten und kühlen |
| Colon irritabile | trocken / kalt<br>trocken / warm<br>Schärfen | befeuchten / nähren und wärmen<br>befeuchten / nähren und kühlen<br>Schärfen ausleiten und kühlen |
| Depression | trocken / kalt<br>trocken / warm | befeuchten / nähren und wärmen<br>befeuchten / nähren und kühlen |
| depressive Verstimmungen | siehe Depression | |
| Dermatitis | feucht / warm<br>trocken / warm<br>Schärfen | trocknen / kühlen<br>befeuchten / nähren und kühlen<br>Schärfen ausleiten und kühlen |
| Diabetes mellitus | kalt / trocken | befeuchten / nähren und wärmen |
| Diarrhö | Schärfen<br>feucht / warm<br>feucht / kalt<br>trocken / kalt | Schärfen ausleiten und kühlen<br>trocknen / kühlen<br>trocknen / wärmen<br>befeuchten / nähren und wärmen |

| Fachbegriff | Diagnose | Therapieprinzip |
|---|---|---|
| Drehschwindel | siehe Vertigo | |
| Durchfall | siehe Diarrhö | |
| Dysmenorrhö | trocken / kalt<br>feucht / kalt | befeuchten / nähren und wärmen<br>trocknen / wärmen |
| Eiweiss im Urin | siehe Albuminurie | |
| Ekzem nässendes | siehe Dermatitis | |
| Emesis | Schärfen<br>feucht / warm, durch Überessen<br>feucht / kalt, durch zuviel Phlegma<br>trocken / kalt, wenn Verdauungssäfte fehlen | Schärfen ausleiten und kühlen<br>trocknen / kühlen<br>trocknen / wärmen<br>befeuchten / nähren und wärmen |
| Endometriose | feucht / kalt | trocknen / wärmen |
| entzündliche Darmerkrankungen | siehe Morbus Crohn und Colitis ulcerosa | |
| Enuresis | feucht / warm<br>feucht / kalt<br>trocken / kalt | trocknen / kühlen<br>trocknen / wärmen<br>befeuchten / nähren und wärmen |
| Epilepsie | trocken / warm<br>trocken / kalt | befeuchten / nähren und kühlen<br>befeuchten / nähren und wärmen |
| Epistaxis | Schärfen<br>feucht / warm<br>feucht / kalt<br>trocken / warm | Schärfen ausleiten und kühlen<br>trocknen / kühlen<br>trocknen / wärmen<br>befeuchten / nähren und kühlen |
| Erbrechen | siehe Emesis | |
| Erkältung | Schärfen<br>feucht / kalt | Schärfen ausleiten und kühlen<br>trocknen / wärmen |
| Fallsucht | siehe Epilepsie | |
| Fieber | Schärfen<br>trocken / warm | Schärfen ausleiten und kühlen<br>befeuchten / nähren und kühlen |
| Fisteln | Schärfen | Schärfen ausleiten und kühlen |
| Flatulenz | kalt / trocken<br>feucht / kalt | befeuchten / nähren und wärmen<br>trocknen / wärmen |
| Gastralgie | trocken / kalt<br>trocken / warm<br>Schärfen | befeuchten / nähren und wärmen<br>befeuchten / nähren und kühlen<br>Schärfen ausleiten und kühlen |
| Gastritis | Schärfen<br>trocken / warm<br>trocken / kalt | Schärfen ausleiten und kühlen<br>befeuchten / nähren und kühlen<br>befeuchten / nähren und wärmen |
| Gedächtnisschwäche | trocken / kalt, das Hirn ist das Kardinalorgan vom Phlegma, bei schlechter Kochung entsteht kein gutes Phlegma | befeuchten / nähren und wärmen |
| Gelbsucht | siehe Ikterus | |
| Gelenkrheumatismus | siehe Arthrose, Arthritis akut und chronisch | |
| Gesichtsschmerz | siehe Trigeminusneuralgie | |

| Fachbegriff | Diagnose | Therapieprinzip |
|---|---|---|
| Gicht | siehe Urikopathie akut und chronisch | |
| Glomerulonephritis | trocken / kalt | befeuchten / nähren und wärmen |
| Gürtelrose | siehe Herpes zoster | |
| Haarausfall | trocken / kalt | befeuchten / nähren und wärmen |
| Haarschuppen | trocken / kalt | befeuchten / nähren und wärmen |
| Hämatemesis | trocken / warm<br>feucht / warm<br>feucht / kalt<br>Schärfen | befeuchten / nährend und kühlen<br>trocknen / kühlen<br>trocknen / wärmen<br>Schärfen |
| Hämatom | trocken / kalt | befeuchten / nähren und wärmen |
| Hämorrhagie | feucht / kalt<br>feucht / warm | trocknen / wärmen<br>trocknen / kühlen |
| Hämorrhoiden blutende | feucht / kalt<br>feucht / warm | trocknen / wärmen<br>trocknen / kühlen |
| Hämorrhoiden nicht blutende | trocken / kalt<br>feucht / warm | befeuchten / nähren und wärmen<br>trocknen / kühlen |
| Harninkontinenz | kalt / trocken<br>feucht / warm | befeuchten / nähren und wärmen<br>trocknen / kühlen |
| Harnsäurewerte erhöht | trocken / warm<br>Schärfen<br>feucht / warm | befeuchten / nähren und kühlen<br>Schärfen ausleiten und kühlen<br>trocknen / kühlen |
| Harnwegsinfekt | Schärfen | Schärfen ausleiten und kühlen |
| Hepatitis akut | Schärfen | Schärfen ausleiten und kühlen |
| Hepatitis chronisch | Schärfen | Schärfen ausleiten und kühlen |
| Herpes zoster | Schärfen | Schärfen ausleiten und kühlen |
| Herzinsuffizienz | kalt / trocken | befeuchten / nähren und wärmen |
| Herzklopfen | siehe Palpitationen | |
| Herzrhythmusstörungen | trocken / warm<br>trocken / kalt | befeuchten / nähren und kühlen<br>befeuchten / nähren und wärmen |
| Heuschnupfen | feucht / kalt<br>Schärfen<br>trocken / warm | trocknen / wärmen<br>Schärfen ausleiten und kühlen<br>befeuchten / nähren und kühlen |
| Hexenschuss | siehe Lumbago | |
| Husten chronisch | feucht / kalt | trocknen / wärmen |
| Husten mit Schleim | feucht / kalt<br>Schärfen | trocknen / wärmen<br>Schärfen ausleiten und kühlen |
| Husten mit weissem Schleim | feucht / kalt | trocknen / wärmen |
| Husten mit zähem Schleim | trocken / warm<br>feucht / kalt | befeuchten / nähren und kühlen<br>trocknen / wärmen |
| Husten trocken | trocken / warm<br>trocken / kalt | befeuchten / nähren und kühlen<br>befeuchten / nähren und wärmen |
| Husten unproduktiv | trocken / warm | befeuchten / nähren und kühlen |

| Fachbegriff | Diagnose | Therapieprinzip |
|---|---|---|
| Hustenkrampf | trocken / kalt | befeuchten / nähren und wärmen |
| HWS-Syndrom | trocken / warm | befeuchten / nährend und kühlen |
| Hydrops | feucht / kalt<br>trocken / kalt | trocknen / wärmen<br>befeuchten / nähren und wärmen |
| Hyperhidrosis | feucht / warm | trocknen / kühlen |
| Hypermenorrhö | feucht / kalt<br>feucht / warm | trocknen / wärmen<br>trocknen / kühlen |
| Hyperthyreose | trocken / warm<br>trocken / kalt | befeuchten / nähren und kühlen<br>befeuchten / nähren und wärmen |
| Hypertonie | Schärfen, gelbgallig<br>feucht / kalt, zu viel Phlegma, Blutgefässe können sich nicht ausdehnen<br>feucht / warm, Plethora - zu viel Sanguis und zu viel Hitze durch z.B. starke Emotionen, Folge davon wäre dann kalt-trocken<br>trocken / kalt, schwarzgallig<br>trocken / warm | Schärfen ausleiten und kühlen<br>trocknen / wärmen<br>trocknen / kühlen<br>befeuchten / nähren und wärmen<br>befeuchten / nähren und kühlen |
| Hypoacidität | trocken / kalt | befeuchten / nähren und wärmen |
| Hypothyreose | trocken / kalt | befeuchten / nähren und wärmen |
| Hypotonie | trocken / kalt | befeuchten / nähren und wärmen |
| Ikterus mit Hepatitis | Schärfen | Schärfen ausleiten und kühlen |
| Ikterus ohne Hepatitis | trocken / warm<br>trocken / kalt, schwarzgallig durch verbrannte Gelbgalle<br>Schärfen | befeuchten / nähren und kühlen<br>befeuchten / nähren und wärmen<br>Schärfen ausleiten und kühlen |
| Inappetenz | trocken / kalt, fehlende Wärme der 2. Kochung | befeuchten / nähren und wärmen |
| Infekt chronisch | trocken / kalt<br>Schärfen | befeuchten / nähren und wärmen<br>Schärfen ausleiten und kühlen |
| Insomnia | trocken / kalt<br>trocken / warm | befeuchten / nähren und wärmen<br>befeuchten /nähren und kühlen |
| Ischialgie | trocken / kalt | befeuchten / nähren und wärmen |
| Ischiasschmerzen | siehe Ischialgie | |
| Kaffeeunverträglichkeit | trocken / warm, zeigt sich mit Nervosität, Unruhe, leichter Übelkeit, Überdrehtheit, bis hin zu zittern | befeuchten / nähren und kühlen |
| Karzinom | trocken / kalt<br>feucht / kalt | befeuchten / nähren und wärmen<br>trocknen / wärmen |
| Keuchhusten | siehe Pertussis | |
| Klimakterische Beschwerden | siehe Klimakterium | |
| Klimakterium | trocken / kalt<br>trocken / warm | befeuchten / nähren und kühlen<br>befeuchten / nähren und wärmen |

| Fachbegriff | Diagnose | Therapieprinzip |
| --- | --- | --- |
| Knochendichte vermindert | siehe Osteoporose | |
| Knochenfistel | siehe Osteomyelitis | |
| Knochenschwäche | siehe Osteoporose | |
| Konzentrationsschwäche | trocken / kalt, das Hirn ist das Kardinalorgan vom Phlegma, bei schlechter Kochung entsteht kein gutes Phlegma | befeuchten / nähren und wärmen |
| Konzentrationsstörung | siehe Konzentrationsschwäche | |
| Kopfschmerzen | siehe Cephalgie | |
| Krampf / Krämpfe / Verkrampfung | siehe Spasmen | |
| Krampfadern | siehe Varizen | |
| Krampfhusten | siehe Pertussis | |
| Kreislaufschwäche | trocken / kalt | befeuchten / nähren und wärmen |
| Leberentzündung | siehe Hepatitis akut und chronisch | |
| Leberzirrhose | trocken / kalt<br>Schärfen | befeuchten / nähren und wärmen<br>Schärfen ausleiten und kühlen |
| Leukorrhö | feucht /warm<br>feucht / kalt | trocknen / kühlen<br>trocknen / wärmen |
| Lumbago | trocken / kalt<br>trocken / warm | befeuchten / nähren und wärmen<br>befeuchten / nähren und kühlen |
| LWS-Beschwerden | trocken / warm | befeuchten / nährend und kühlen |
| Lymphfluss vermindert | siehe Lymphflussstau | |
| Lymphflussstau | feucht / kalt | trocknen / wärmen |
| Magenbrennen | siehe Reflux | |
| Magensäuremangel | siehe Hypoacidität | |
| Magenschleimhautentzündung | siehe Gastritis | |
| Magenschmerzen | siehe Gastralgie | |
| Magenübersäuerung | siehe Hyperacidität | |
| Magersucht | siehe Anorexie | |
| Mandelentzündung | siehe Angina tonsillaris | |
| Menopausensyndrom | siehe Klimakterium | |
| Menstruationsblutung ausbleibend | siehe Amenorrhö | |
| Menstruationsblutung stark und lang | siehe Hypermenorrhö | |
| Menstruationsblutung unregelmässig | trocken / kalt<br>feucht / kalt | befeuchten / nähren und wärmen<br>trocknen / wärmen |
| Menstruationsblutung verfrüht | trocken / warm<br>feucht / warm | befeuchten / nähren und kühlen<br>trocknen / kühlen |
| Menstruationsblutung verspätet | trocken / kalt | befeuchten / nähren und wärmen |
| Menstruationsschmerzen | siehe Dysmenorrhö | |
| Meteorismus | kalt / trocken | befeuchten / nähren und wärmen |

| Fachbegriff | Diagnose | Therapieprinzip |
|---|---|---|
| Metrorrhagie | feucht / kalt | trocknen / wärmen |
| Migräne | trocken / kalt<br>trocken / warm | befeuchten / nähren und wärmen<br>befeuchten / nähren und kühlen |
| Mittelohrenentzündung chronisch | siehe Otitis media chronisch | |
| Morbus Crohn | feucht / warm<br>trocken / warm<br>Schärfen | trocknen / kühlen<br>befeuchten / nähren und kühlen<br>Schärfen ausleiten und kühlen |
| Morbus Ménière | trocken / kalt | befeuchten / nähren und wärmen |
| Morbus Raynaud | trocken / kalt | befeuchten / nähren und wärmen |
| Mundgeruch | trocken / warm | befeuchten / nähren und kühlen |
| Mykosen | Schärfen | Schärfen ausleiten und kühlen |
| Mykosen chronisch | feucht / kalt | trocknen / wärmen |
| Nachtschweiss | siehe Hyperhidrosis | |
| Nasenbluten | siehe Epistaxis | |
| Nausea | trocken / kalt<br>Schärfen<br>feucht / kalt | befeuchten / nähren und wärmen<br>Schärfen ausleiten und kühlen<br>trocknen / wärmen |
| Nephritis | Schärfen<br>trocken / warm | Schärfen ausleiten und kühlen<br>befeuchten / nähren und kühlen |
| Nephrolithiasis | kalt / trocken | befeuchten / nähren und wärmen |
| Nervenschmerz | siehe Neuralgie | |
| Nervosität | trocken / warm<br>trocken / kalt | befeuchten / nähren und kühlen<br>befeuchten / nähren und wärmen |
| Nesselfieber | siehe Urtikaria | |
| Nesselsucht | siehe Urtikaria | |
| Neuralgie | trocken / kalt | befeuchten / nähren und wärmen |
| Neurodermitis | trocken / warm | befeuchten / nähren und kühlen |
| Niereninsuffizienz | feucht / kalt | trocknen / wärmen |
| Nierensteine | siehe Nephrolithiasis | |
| Nykturie | feucht / warm<br>feucht / kalt<br>trocken / kalt | trocknen / kühlen<br>trocknen / wärmen<br>befeuchten / nähren und wärmen |
| Obstipation | feucht / kalt<br>trocken / kalt<br>trocken / warm | trocknen / wärmen<br>befeuchten / nähren und wärmen<br>befeuchten / nähren und kühlen |
| Ohrensausen | siehe Tinnitus | |
| Ohrgeräusch | siehe Tinnitus | |
| Organsenkungen | siehe Prolaps | |
| Osteomyelitis | Schärfen | Schärfen ausleiten und kühlen |
| Osteoporose | trocken / kalt<br>feucht / kalt | befeuchten / nähren und wärmen<br>trocknen / wärmen |
| Otitis media chronisch | Schärfen | Schärfen ausleiten und kühlen |

| Fachbegriff | Diagnose | Therapieprinzip |
|---|---|---|
| Palpitationen | trocken / warm<br>trocken / kalt | befeuchten / nähren und kühlen<br>befeuchten / nähren und wärmen |
| Parkinson | trocken / kalt | befeuchten / nähren und wärmen |
| Pertussis | trocken / kalt<br>Schärfen | befeuchten / nähren und wärmen<br>Schärfen ausleiten und kühlen |
| Phlebitis | trocken / warm<br>Schärfen | befeuchten / nähren und kühlen<br>Schärfen ausleiten und kühlen |
| Pilzbefall | siehe Mykosen | |
| PMS / Prämenstruelles Syndrom | trocken / kalt<br>feucht / kalt | befeuchten / nähren und wärmen<br>trocknen / wärmen |
| Prolaps | feucht / kalt | trocknen / wärmen |
| Psoriasis | trocken / warm, durch eine verbrannte Gelbgalle im Anfangsstadium<br>Schärfen | befeuchten / nähren und kühlen<br>Schärfen ausleiten und kühlen |
| Psychosen | trocken / kalt | befeuchten / nähren und wärmen |
| Rachitis | trocken / kalt | befeuchten / nähren und wärmen |
| Räusperzwang | trocken / kalt | befeuchten / nähren und wärmen |
| Reflux | trocken / kalt | befeuchten / nähren und wärmen |
| Reiseübelkeit | trocken / kalt | befeuchten / nähren und wärmen |
| Reizbarkeit | trocken / kalt<br>trocken / warm | befeuchten / nähren und wärmen<br>befeuchten / nähren und kühlen |
| Reizblase | trocken / kalt<br>Schärfen | befeuchten / nähren und wärmen<br>Schärfen ausleiten und kühlen |
| Reizdarmsyndrom | siehe Colon irritabile | |
| Rheuma | trocken / kalt<br>feucht / kalt<br>feucht / warm<br>Schärfen | befeuchten / nähren und wärmen<br>trocknen / wärmen<br>trocknen / kühlen<br>Schärfen ausleiten und kühlen |
| Rhinitis | Schärfen und Hitze<br>feucht / kalt | Schärfen ausleiten und kühlen<br>trocknen / wärmen |
| Schilddrüsenüberfunktion | siehe Hyperthyreose | |
| Schilddrüsenunterfunktion | siehe Hypothyreose | |
| Schlafstörungen | siehe Insomnia | |
| Schlaganfall | siehe Apoplexie | |
| Schnupfen | siehe Rhinitis | |
| Schuppenflechte | siehe Psoriasis | |
| Schwindel | siehe Vertigo | |
| Schwindsucht | siehe Tuberkulose | |
| Schwitzen profus | feucht / warm<br>feucht / kalt | trocknen / kühlen<br>trocknen / wärmen |
| Schwitzen spontan | feucht / kalt | trocknen / wärmen |

| Fachbegriff | Diagnose | Therapieprinzip |
|---|---|---|
| Schwitzen übermässig | siehe Hyperhidrosis | |
| Sinusitis | feucht / kalt<br>Schärfen | trocknen / wärmen<br>Schärfen ausleiten und kühlen |
| Sodbrennen | siehe Reflux | |
| Sonnenbrand | trocken / warm<br>Schärfen | befeuchten / nähren und kühlen<br>Schärfen ausleiten und kühlen |
| Sorgen | trocken / kalt | befeuchten / nähren und wärmen |
| Spasmen | trocken / warm<br>trocken / kalt | befeuchten / nähren und kühlen<br>befeuchten / nähren und wärmen |
| Stirn-Kieferhöhlenentzündung | siehe Sinusitis | |
| Stottern | trocken / warm<br>trocken / kalt | befeuchten / nähren und kühlen<br>befeuchten / nähren und wärmen |
| Tinnitus | trocken / warm, hoher Ton, cholerisches Prinzip<br>trocken / kalt, tiefer Ton, melancholisches Prinzip | befeuchten / nähren und kühlen<br>befeuchten / nähren und wärmen |
| Tonsillitis akut | siehe Angina tonsillaris | |
| Triebhaftigkeit | trocken / kalt | befeuchten / nähren und wärmen |
| Trigeminusneuralgie | trocken / warm | befeuchten / nähren und kühlen |
| Tuberkulose | Schärfen | Schärfen ausleiten und kühlen |
| Tumor | siehe Karzinom | |
| Übelkeit | siehe Nausea | |
| Übergewicht | siehe Adipositas | |
| Übersäuerung | trocken / kalt<br>Schärfen | befeuchten / nähren und wärmen<br>Schärfen ausleiten und kühlen |
| Untergewicht | trocken / kalt | befeuchten / nähren und wärmen |
| Urikopathie | trocken / warm, durch Auskristallisierung wird es trocken / kalt, ist aber im akuten Stadium trocken / warm<br>trocken / kalt<br>Schärfen | befeuchten / nähren und kühlen<br>befeuchten / nähren und wärmen<br>Schärfen ausleiten und kühlen |
| Urtikaria | Schärfen | Schärfen ausleiten und kühlen |
| Varizen | trocken / kalt<br>Schärfen | befeuchten / nähren und wärmen<br>Schärfen ausleiten und kühlen |
| Venenbeschwerden | siehe Varizen | |
| Venenentzündung | siehe Phlebitis | |
| Vergesslichkeit | trocken / kalt | befeuchten / nähren und wärmen |
| Verstopfung | siehe Obstipation | |
| Vertigo | trocken / kalt<br>trocken / warm | befeuchten / nähren und wärmen<br>befeuchten / nähren und kühlen |
| Wachstumsschmerzen | trocken / kalt | befeuchten / nähren und wärmen |

| Fachbegriff | Diagnose | Therapieprinzip |
|---|---|---|
| Wahnvorstellung | trocken / kalt, versteiftes Denken, auch körperlich, Trockenheit steht im Vordergrund | befeuchten / nähren und wärmen |
| Wechseljahrbeschwerden | siehe Klimakterium | |
| Wutausbruch | trocken / kalt<br>trocken / warm | befeuchten / nähren und wärmen<br>befeuchten / nähren und kühlen |
| Zorn | trocken / kalt<br>trocken / warm | befeuchten / nähren und wärmen<br>befeuchten / nähren und kühlen |
| Zwischenblutung | siehe Metrorrhagie | |
| Zystitis | trocken / warm<br>Schärfen | befeuchten / nähren und kühlen<br>Schärfen ausleiten und kühlen |

# Indices

# Pflanzenindex Latein

# Pflanzenindex Deutsch

# Index Symptome

# Literatur- und Quellenangaben


Aichele, D. 1973. Was blüht denn da?

Bedrik, K. 2000. Westliche Heilpflanzen in der TCM

Braun, H. & Frohne, D. 1994. Heilpflanzenlexikon

Brendler, T., Grünwald, J., Jänicke, C. Heilpflanzen - Herbal Remedies CD 1999

Bühring, U. 2008. Praxis-Lehrbuch der modernen Heilpflanzenkunde

Chevallier, A. 1998. Die BLV Enzyklopädie der Heilpflanzen

Culpepper, N. 1990. Culpepper's Complete Herbal & English Physician Enlarged

Diolosa, C. 1994. Kursmitschriften

Dörfler, H-P. & Roselt, G. 1990. Heilpflanzen

Engelhardt, U. & Hempen, C.-H. 1997. Chinesische Diätetik

Flaws, B. & Wolfe, H.L. 1992. Das Yin und Yang der Ernährung

Flaws, B. 1997. The Tao of Healthy Eating

Fritschi, H-J. 1997. Spagyrik

Geanust, H. 1996. Etymologisches Wörterbuch der botanischen Pflanzennamen

Geng Junying et al. 1993. Materia medica der Chinesischen Arzneimitteltherapie, Bd 2

Hertzka, G. & Strehlow, W. 1993. Grosse Hildegard Apotheke

Holmes, P. 1989. The Energetics of Western Herbs, Bd. I + II

Kenner, D. & Requena, Y. 1996. Botanical Medicine

Köhler's Atlas der Medizinalpflanzen 1887

Lad, V. & Frawley, D. 1995. Die Ayurweda Pflanzen-Heilkunde

Lauber, K. & Wagner, G. 1996. Flora Helvetica

Madaus, G. 1979. Lehrbuch der Biologischen Heilmittel

McKenna, J. 1998. Natürliche Alternativen zu Antibiotika

Normann, J. 1998. Das grosse Buch der Gewürze

Ody, P.1996. Naturmedizin Heilkräuter

Pahlow, M. 1993 Das grosse Buch der Heilpflanzen

Pelikan, W. 1988. Heilpflanzenkunde, der Mensch und die Heilpflanzen Bd. I -III

Pitchford, P. 1993. Healing with Whole Foods

Ploberger, F. 2009. Westliche Heilkräuter aus der Sicht der TCM

Ploberger, F. 2005. Westliche und traditionell chinesische Heilkräuter

Podlech, D. 1987. Heilpflanzen

Ramakers, F. 1996 - 1999. Kursskripte zur Phytotherapie West-TCM

Ross, J. 1999. Kursskripte zur Phytotherapie

Ross, J 2003. Combining Western Herbs and Chinese Medicine

Ross, J 2009. Eine klinische Materia Medica - Westliche Heilpflanzen und Chinesische Medizin

Schaffner, W. & Häfelfinger, B. & Ernst, B. 1996. Heilpflanzen Kompendium

Schönfelder, I., P. 2001. Der neue Kosmos-Heilpflanzenführer

Schwarz/Schweppe, Heilen mit Gewürzen

Tierra, M. 1988. Planetary Herbology

Tierra, M. 1990. The Way of Herbs

Tierra, M. 2001. Westliche Heilkräuter in TCM und Ayurveda

Traversier, R. 2005. TCM mit westlichen Pflanzen

Vonarburg, B. 1989. Natürlich gesund mit Heilpflanzen

Vonarburg, B. 1997. Heilen mit Frischpflanzentropfen

Wagner & Wiesenauer, 1995. Phytotherapie

Weiss, R.F. & Fintelmann, V. 2009. Lehrbuch Phytotherapie

Willfort, R. 1995. Gesundheit durch Heilkräuter

Wurzer, W. 1994. Die grosse Enzyklopädie der Heilpflanzen

## Bildquellen

iStock (www.istockphoto.com), FotoLia (de.fotolia.com), Peter von Blarer (www.heilpraktikerschule.ch), Miriam Wiegele (www.miriamwiegele.at), Arthur Brühlmeier (www.bruehlmeier.info), Günter Harnisch, Sepp Weinzettl.

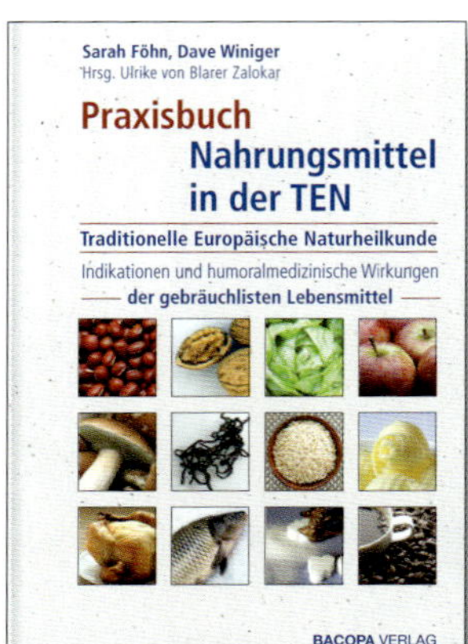


Föhn Sarah / Winiger Dave / Blarer-Zalokar von Ulrike, Hrsg.

**Praxisbuch – Nahrungsmittel in der TEN**
Indikationen und humoralmedizinische Wirkungen
der gebräuchlichsten Lebensmittel

Zum ersten Mal in der Geschichte der Traditionellen Europäischen Naturheilkunde TEN: die wichtigsten Nahrungsmittel – über 200 – mit ihren therapeutischen Wirkungen gemäss Humoralmedizin. Dazu haben die Autoren die Terminologie der TEN-Wirkungen vereinheitlicht, zum Beispiel zu trocknen und wärmen und Schärfen ausleiten. Plus: Der Index nach Indikationen, der diesen Band zum praxistauglichen Arbeitsinstrument macht. Recherchiert und zusammengestellt an der Heilpraktikerschule Luzern von der TEN-Therapeutin und -Dozentin Sarah Föhn und TEN-Student Dave Winiger, unter der Leitung von Schulleiterin und Herausgeberin Ulrike von Blarer Zalokar.

348 Seiten, Abb., mit Lesebändchen, geb.

**ISBN** 9783903071353 **€ 49,00**

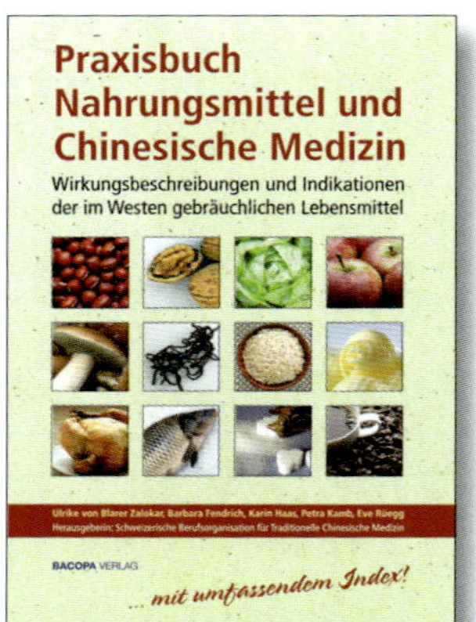


von Blarer Zalokar Ulrike / Ruüegg Eve / Fendrich Barbara / Kamb Petra / Haas Karin

**Praxisbuch – Nahrungsmittel und Chinesische Medizin.**
Wirkungsbeschreibungen und Indikationen
der im Westen gebräuchlichen Lebensmittel

Nach fünf Jahren und 58 ganztägigen Arbeitsgruppen-Sitzungen und ganz viel Einzelarbeit hat die Arbeitsgruppe SBO-TCM Diätetik einen Meilenstein erreicht und die Monographien von 215 Nahrungsmitteln fertig gestellt. In diese Nahrungsmittel-Basisliste finden vor allem im Westen gebräuchliche Nahrungsmittel Eingang, ergänzt durch einzelne Nahrungsmittel mit besonderer therapeutischer Bedeutung.

4. Auflage, 376 Seiten, farbige Fotos, inkl. umfangreichen Index,
2 Lesebändchen, geb.

**ISBN** 9783901618598 **€ 69,00**

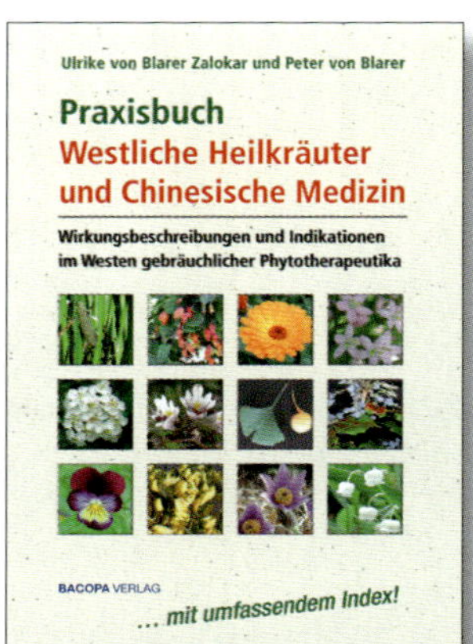


von Blarer Zalokar Ulrike / von Blarer Peter

**Praxisbuch – Westliche Heilkräuter und Chinesische Medizin.**
Wirkungsbeschreibungen und Indikationen
der im Westen gebräuchlichen Phytotherapeutika

Phyto-West-TCM ist immer mehr im Kommen. TCM-Diagnose und TCM-Therapieprinzip mit dem klassisch westlichen Heilkräutersortiment umgesetzt wird schon von zahlreichen TherapeutInnen tagtäglich angewandt. Dieses neue Praxisbuch ist gleich aufgebaut wie das erfolgreiche Praxisbuch Nahrungsmittel und Chinesische Medizin. Es wird mit dem ausführlichen, nach TCM-Wirkungen und Indikationen aufgebauten Index für die Erstellung von individuellen Rezepturen in mancher Phyto-West-TCM-Praxis einen festen Platz auf dem Schreibtisch erhalten.

351 Seiten, ca. 180 Monografien mit ausführlichem Index,
vierfarbig, drei farbige Lesebändchen, geb.

**ISBN** 9783901618840 **€ 69,00**